自分で治せる！

# 腰痛を治す教科書

鈴木勇

鈴木トリートメント・メソッド協会代表
大泉さくら整骨院院長

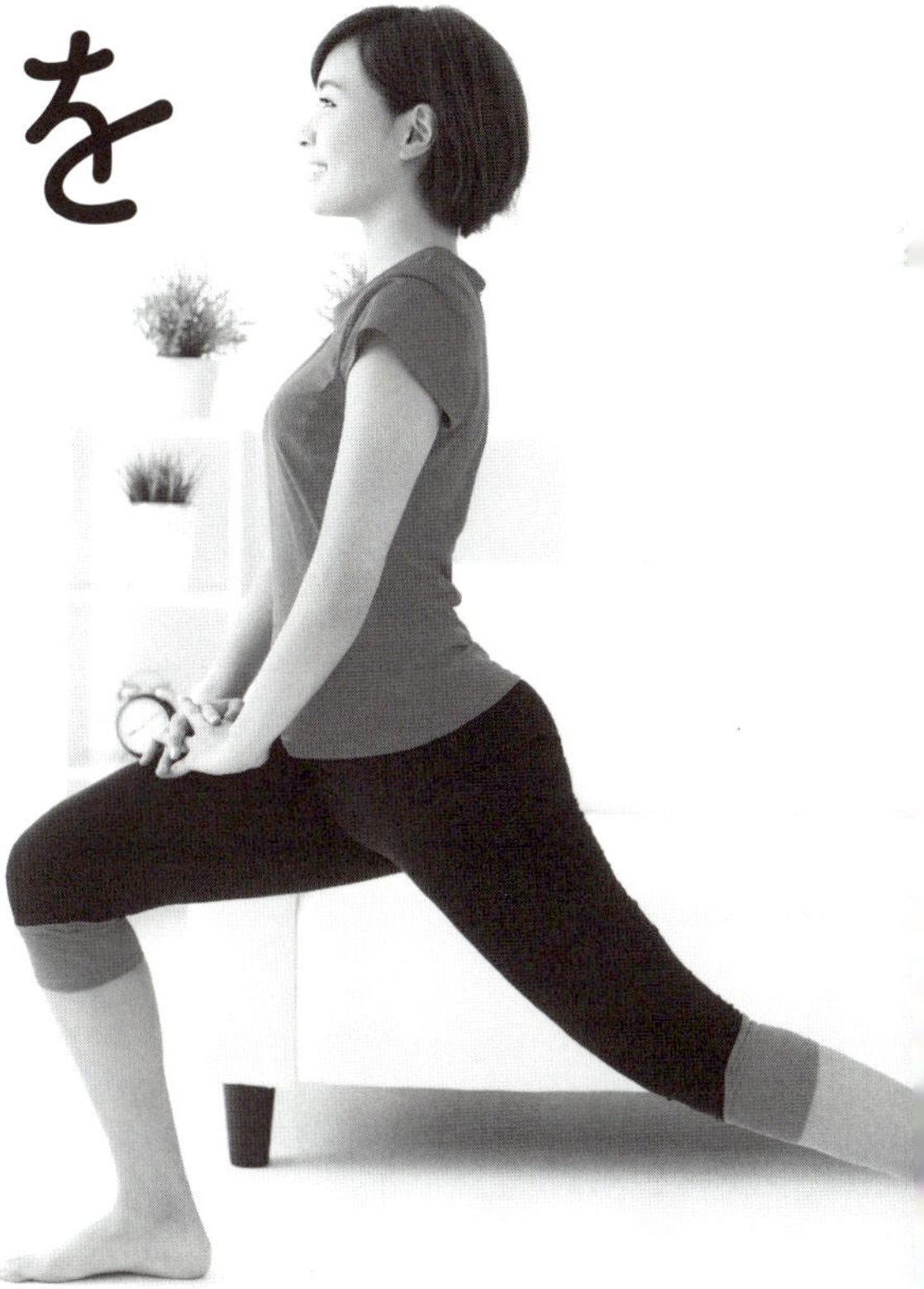

ソーテック社

# はじめに

## 国民の4人に1人が腰痛で、85％は原因不明という事実

腰痛に関する驚くべきデータがあります。

厚生労働省が行った調査によると、わが国の腰痛の患者数は約2800万人。

**「国民のおよそ4人に1人が腰痛に悩まされている」**と報告されています。もはや国民病といっても過言ではないポピュラーな疾患であるにもかかわらず、**「西洋医学において原因がはっきりしている腰痛はわずか15％しかなく、85％は原因不明」**だそうです。

ですが、私は誤解を恐れずにいいたいと思います。

## 85％の腰痛は原因不明などではない

**「原因不明とされる85％の腰痛の多くは、病院で行われるさまざまな検査で認**

**識できる前の段階の腰痛で、これを放置して悪化した結果、検査で明らかに認識できるようになったものが、病名がつく15%の腰痛なのです**」。

では、85%の腰痛の原因は何なのでしょうか。

それは「**骨格のズレ**」だと私は確信しています。そして、このズレは、「**普段の生活習慣に起因**」しています。

ところが西洋医学では、腰痛を骨格のズレ、骨盤のズレ抜きに考えて治療しているケースがほとんどです。さらには、これらの骨格や骨盤のズレがどのように起きるのかを究明することなく、表面に現れた症状を緩和させることに終始してしまっています。

ネットやテレビで発信される腰痛の対処法を思い浮かべてみてください。

「ストレッチをしましょう」「このサプリメントを取りましょう」という情報はあふれていますが、「**腰痛が起こる原因を追求し、それを取り除く対処法を教えてくれる情報はありません**」よね。

私は断言します。ほとんどの腰痛の原因は骨盤のズレであり、これを放置すると悪化して、残りの15％へ移行してしまいます。

繰り返しになりますが、「**腰痛は結果であり、原因は日常生活におけるよくない生活習慣が蓄積され、骨盤がズレることにあります**」。

だから、「**生活習慣を見直し、骨盤のズレをなくしさえすれば、あなたの腰痛は治る**」のです。

## 腰痛を治す、腰痛にならないための「体の取扱説明書」

腰痛には、15％に移行してしまった重症のもの、85％の腰痛に含まれる軽症・中等症《ちゅうとうしょう》の腰痛があります。本書では、腰痛を起こすのが普段の体の使い方のせいだということを知っていただいたうえで、病名がつく前の段階の85％の腰痛を、予防、改善するための体の扱い方、そして15％の重症の腰痛の悩みから解放される方法をお話しします。

つまりこの本は、「**腰痛にならないための〝体の取扱説明書〟**」のようなものです。

「体の取扱説明書」というと仰々しく聞こえるかもしれませんが、何も難しいことはありません。腰痛をなくすために実践していただきたいことは、たったひとつ。それは「**姿勢に気をつけること**」です。それだけで、腰痛の原因となる骨盤のズレを防ぐことができます。

どうですか？　決して難しくないですよね。どんなに忙しい人でも、すぐに実践することができます。

本書では、その方法を具体的に紹介していきます。現在、腰痛に悩んでいる人は、ぜひ本書を読みながら、「**腰痛改善・基本ストレッチ**」や「**筋力強化トレーニング**」に取り組んで、痛みのない生活を手に入れてください。

大泉さくら整骨院院長　鈴　木　　勇

目次

はじめに……2

第0章
# 毎日のすごし方でわかる、腰痛になりやすい人・腰痛を悪化させやすい人

01 あなたの腰痛度をチェックしよう……16
・ひとつでもあてはまる人は「腰痛予備軍」もしくは「腰痛悪化のおそれがある人」
・ひとつもあてはまらなかった人

02 日常生活での悪い姿勢が「腰痛のもと」……19

03 体にズレができると、どうして腰痛になるのか知っておこう……21

第1章
# なぜ「腰痛」になるのか

01 人の骨格は、家の柱のようなもの……28

02 「脊椎」ってどんなもの……29
03 「骨盤」ってどんなもの……31
04 背骨のゆがみはなぜ起こる……34
05 背骨がゆがんでも、骨盤がゆがんでも、目線を水平に保ちたい……36
06 背骨のゆがみが、なぜ腰痛を起こすのか？……38
07 椎間板ヘルニアも脊柱管狭窄症も骨盤のズレが原因……39
・原因不明の腰痛は、骨盤のズレが原因だった
08 原因がはっきりしている15％の腰痛（特異的腰痛）って何だ？……42
❶ 椎間板《ついかんばん》ヘルニア
❷ 腰部脊柱管狭窄症《ようぶせきちゅうかんきょうさくしょう》
❸ 変形性脊椎症《へんけいせいせきついしょう》
09 15％の特異的腰痛はどのように起こっているのか？……45
COLUMN 痛みを取り除くのが治療ではなく、痛みの原因を治すのが、本当の治療……48

## 第2章　腰痛への正しい対処法


01　腰痛対策は根本的な解決になっていないかも!?……50

02　❶毎日健康番組を見て、勉強したら腰痛はよくなる?……51

・腰痛はなぜ繰り返し出てしまうのか?

正しい対処法　症状を引き起こした原因を取り除かなければ治らない

03　❷腰痛ならコルセット、それでもだめなら杖をつけばいい!……58

・腰痛はなぜ繰り返し出てしまうのか?

正しい対処法　ズレのない、いい姿勢を保つ

04　❸腰痛になったら安静がいい、それなら寝たきりでいればいい!……63

・安静にしていれば、なぜ痛みはなくなるのか?

・1度ぎっくり腰になると、なぜ繰り返すのか?

正しい対処法　ぎっくり腰は骨盤のズレを治さないと終わらない

05　❹血行をよくするために、温泉やマッサージに行けばいい!……68

正しい対処法　正しい姿勢を意識して、同じ筋肉を使い続けない

06 腰痛を根本的に治すための3つの対策……71
❶ 痛みは体の信号でありセンサー
❷ 薬に頼らず、骨のズレを治そう
❸ 骨のズレをなくそう

COLUMN 骨のゆがみが腰痛の原因なら、腰が曲がってしまったお年寄りはみんな腰痛なのか？……71

07 健康のための4つの要素……74
❶ 骨のズレをつくらないこと
❷ バランスのとれた食事
❸ 質のいい睡眠
❹ 適度な運動

## 第3章 生活習慣を見直せば腰痛は治る

01 腰痛＝生活習慣病⇒生活を変えたら治る？……86
02 腰痛になってしまう、腰痛を悪化させる生活習慣……87
03 腰痛にならない、腰痛が悪化しない生活習慣……91
04 正しい姿勢ですごすためのヒント……92
解決 パソコン作業をしているとき、ねこ背になってしまう人
解決 長時間同じ姿勢で入力作業をしている人
解決 書き物をするときひじをつくのがクセになっている人

## 第4章 腰痛を自分で治す「腰痛改善・基本ストレッチ」

01 腰痛の元凶は、骨盤やその上にある脊椎のズレ！……98
02 事前注意 ストレッチをする前に知っておいてほしいこと……98
・どのストレッチをすればいいの？

・どのくらいストレッチをしたらいいの？
・ストレッチの目的って何？

腰痛改善・基本ストレッチ

1 椅子を使って腰そらし……102
2 テーブルに手をついて腰をツイスト……104
3 テーブルや椅子を使ってエビぞり……106
4 立った姿勢で前後屈……108
5 棒を使って、強力にエビぞり……110
6 座って腰をねじる、見返り美人のポーズ……111
7 立ったまま、腕を引っ張って体の側面を伸ばす……112
8 お尻から太ももの裏の筋肉を伸ばす❶……114
9 お尻から太ももの裏の筋肉を伸ばす❷……116
10 立ったままできる太ももの裏を伸ばすストレッチ……117
11 ふくらはぎをグイグイ伸ばす……118

12 座った姿勢で、太ももの裏を伸ばすストレッチ……120
13 どすこい！　しこ踏みストレッチ……122
14 骨盤を正しい位置に形状記憶させる呼吸ストレッチ……124
COLUMN 大事なのは筋肉量ではなく、各関節の可動域……126

## 第5章 腰痛を予防する筋力強化トレーニング

01 正しい姿勢を維持するためには筋肉が必要……128
02 筋肉は全身のポンプ！　普段からしっかり動かすこと……129
・腰の可動性を取り戻すのにスポーツはとても効果的
03 腰痛にならない体を手に入れるトレーニング方法……131
・トレーニングの目的
・トレーニングのポイント
・どのくらいトレーニングをすればいいのか
・トレーニングの選び方 現在、痛みがある人

・トレーニングの選び方　今は痛みがない人
・上級で用意するもの

腰痛を予防する筋力強化トレーニング
1 いつでもどこでも簡単！　椅子から立って座るだけのスクワット……136
2 階段を使って　ワンツーステップ……140
3 起床時や寝る前に布団でできる　お尻のトレーニング……144
4 テレビを見ながらラクラクできる　横向き足上げ……147
5 仕事や家事の合間にできる　太ももトレーニング……150
6 寝転がって、足上げトレーニング　腹斜筋・腹直筋トレーニング……153

## 第6章　骨盤を治せば体の不調が治る

01 骨盤のズレが全身を不調にする……158
02 仙骨は操り人形の操作板と同じ……159
03 仙骨がすべてをコントロールしている……161
04 骨のズレをつくらないことが予防医学につながる……163
・骨のズレを治しただけでは完治しない
05 腰痛は点で治す……167
・腰痛は、大まかに軽症、中等症、重症に分けられる
・体の土台、仙骨はこうしてズレる
06 仙骨のズレの見つけ方と痛みの取り方……169
07 生活習慣を見直すことが、腰痛のない人生への第一歩……173

おわりに……174

第0章

# 毎日のすごし方でわかる、腰痛になりやすい人・腰痛を悪化させやすい人

腰痛は「骨盤や骨のズレ」が原因で起こります。

まず、腰痛の原因となる「骨のズレをつくってしまう姿勢や体の使い方」をイラストを交えてわかりやすくお話しするので、普段無意識でしている姿勢をもう１度ここで確認してみてください。

どんなにいい治療をしても、腰痛の原因を理解して正さなければ、痛みを繰り返すことになってしまいます。

# 01 あなたの腰痛度をチェックしよう

突然ですが、次の6つのイラストを見てください。

そして、普段の生活の中で「そうそう、こんな姿勢してる！」とあてはまるものがいくつあるか、チェックしてみてください。

さあ、あなたが腰痛になりやすい生活をしているか、チェック開始です！

6つのイラストのうち、あてはまる項目はいくつありましたか？

それでは、ページをめくって「あなたの腰痛度」の結果を見てみましょう。

○○を飲めばいいとか、このストレッチが効くとか、この体操がいいとか、こういう治療法がいい！　といった健康についての情報はたくさんありますが、**「1番大切なのは普段の姿勢」**です。何を食べるとかではなく、いい治療を受けても次頁のような姿勢が骨のズレをつくり、腰痛の原因となります。ここでは

## ☑ あなたの腰痛度チェック

**☐ 寝ながら〇〇〇〇**

片ひじやクッション、ソファーのひじ掛を枕にして、寝ながらテレビを見たり、スマホをいじったり、読書をする

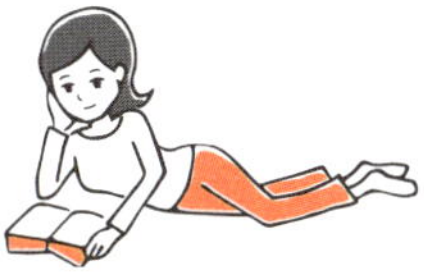

**☐ 横座りをしながら〇〇〇〇**

横座りやソファーや壁などにもたれかかりながら、テレビを見たり、スマホをいじったり、読書をする

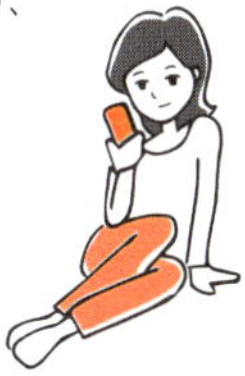

**☐ 片ひじをつきながら〇〇〇〇**

片ひじをついて運転をしますか？ ソファーや椅子に片ひじをついて座って、テレビを見たり、片ひじをつきながら書き物やPC作業をする

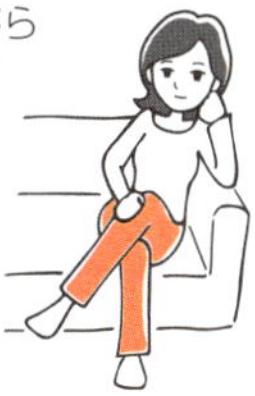

**☐ 横を向いてテレビ**

食卓やソファーの正面にテレビがなくて、いつも横向きでテレビを見ている

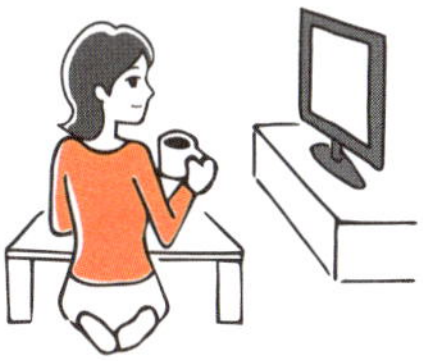

**☐ 椅子に浅く座って〇〇〇〇**

スマホや読書をするとき（電車に乗っているときも）、つい椅子に浅く座った楽な姿勢になりがち

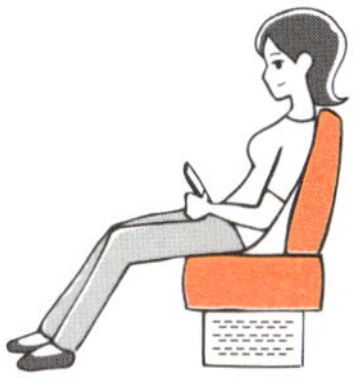

**☐ 体の片方に〇〇〇〇**

いつも同じほうの手でカバンを持っていませんか？　赤ちゃんを抱っこするとき、つい同じほうの腕で抱えていませんか？

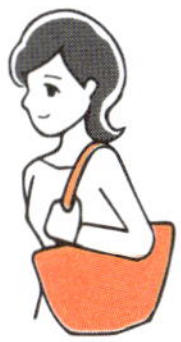

特に多い代表的な悪い姿勢をイラストにしました。「**骨のズレは他人がつくったものではなく、長年の姿勢や体の使い方でつくられた**」のです。

**ひとつでもあてはまる人は「腰痛予備軍」もしくは「腰痛悪化のおそれがある人」**

ひとつでも思いあたる項目があった人は要注意です。

「**今は腰痛がなくても、腰痛予備軍のおそれ**」があります。「**すでに腰に痛みがある人は、腰痛悪化のおそれ**」があります。痛みのない生活を手に入れるために、ぜひこのまま本書を読み進めてください。

**ひとつもあてはまらなかった人**

とても素晴らしい生活習慣をお持ちです！　あなたは「**腰痛になる可能性が**

**とても低い**」です。

ぜひ、今のままの生活を続けてください。

でも、念のために「第3章　生活習慣を見直せば腰痛は治る」（85頁参照）で、普段の生活習慣をもう一度確認してみてください。問題がなさそうだったら、これからも腰痛にならない生活を続けるために「第5章　腰痛を予防する筋力強化トレーニング」（127頁参照）にも挑戦してみてください。

## 02 日常生活での悪い姿勢が「腰痛のもと」

「あなたの腰痛度チェック」にあるイラストのような姿勢を日常的に繰り返していると、腰痛を起こしたり、悪化させるリスクが高まります。

なぜなら、「**普段のよくない姿勢が〝骨盤のズレ〟を起こし、骨盤のズレが〝腰痛〟を引き起こす**」からです。

「あなたの腰痛度チェック」にあるイラストのような、体が左右前後いずれか

☑骨のズレがない正常な状態

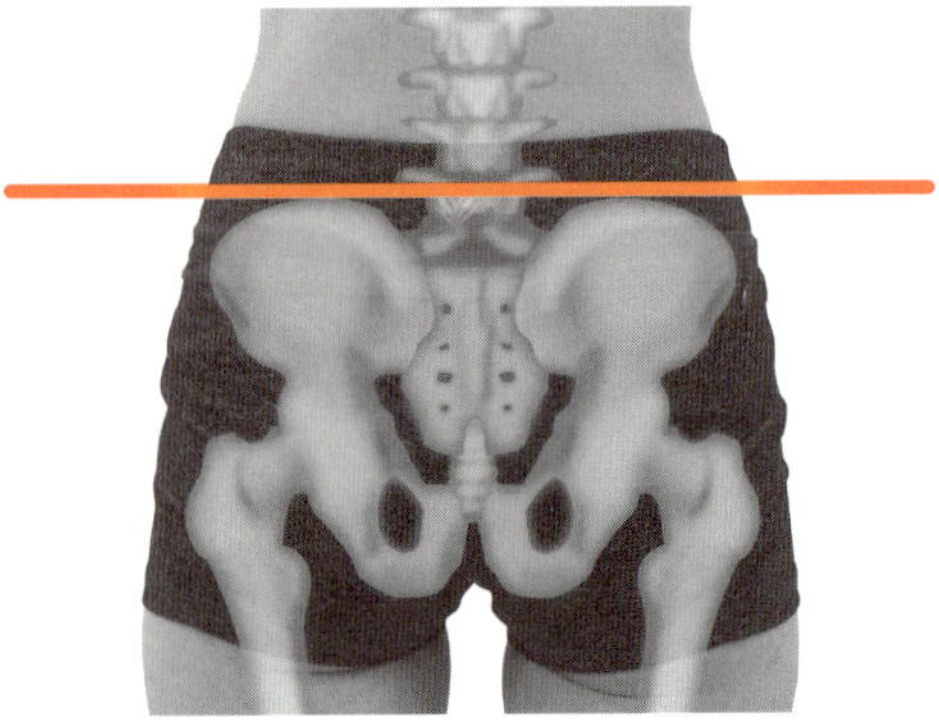

骨盤も、その上に乗っかっている背骨もまっすぐ

☑骨のズレがある状態

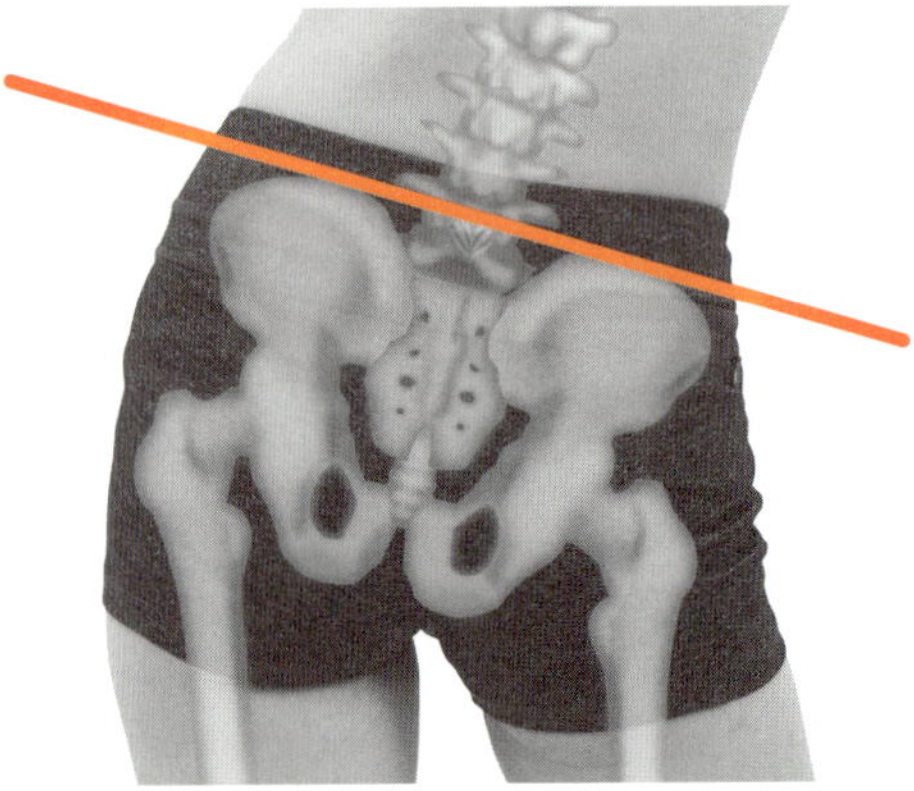

骨盤も、その上に乗っかっている背骨もズレてゆがんでいる

に傾いて、一方に負荷がかかる生活を続けていると、体がだんだんとその形に慣れて、「**ゆがんだ姿勢のまま体が固まってしまいます**」。その結果が「**骨盤がズレている状態**」（前頁下図）を招きます。

## 03 体にズレができると、どうして腰痛になるのか知っておこう

よくない生活習慣は、どうして骨盤のズレを引き起こし、腰痛になってしまうのでしょうか。

たとえば、楽だからといって、いつも次頁下図左のような格好でテレビを見たり、長時間すごしているとこの形で体が固まってしまいます。

この人が起きあがるとどうなるかというと、次頁下図右のようになります。

真っ直ぐに立っているつもりが、左右の肩の高さが違ってしまうのです。

「**体が自然と楽な姿勢をとろうとして、いつもテレビを見ているときの体の形になる**」ためです。

立ったときのこの姿勢は、毎日の体の使い方によってつくられていきます。つまり「**立っても、〝寝転がってテレビを見る姿勢〟をしている**」ということです。

体の使い方の癖は、日常生活のさまざまなシーンに現れます。注意して自分の姿勢を見てみたら、きっと驚くはずです。思いあたる節があって、ハッとする人もいるかもしれませんね。

では、「つい癖になっている楽な姿勢7選」を見ていきましょう。

この事例ですべてに共通していることは、「**左肩を高くし、首を左に傾けている**」ということです。

### ☑体は楽な姿勢を記憶してしまう

いつも同じ側の片ひじをついて、寝転がってテレビを見ていると、立ち上がっても同じ姿勢をしている

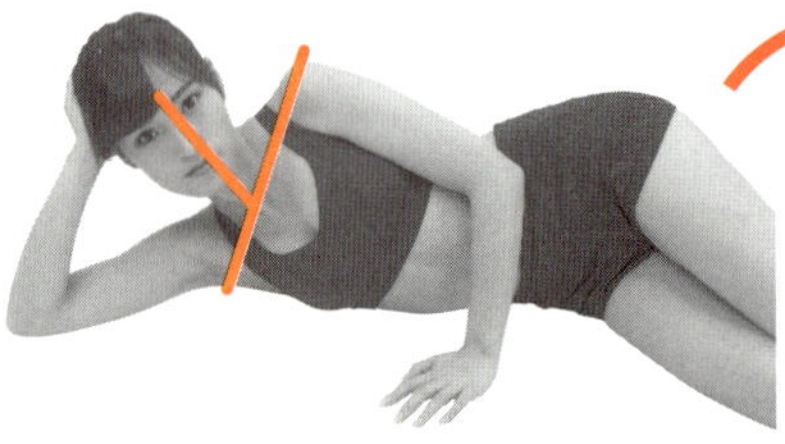

左右の肩の高さが違ってしまう

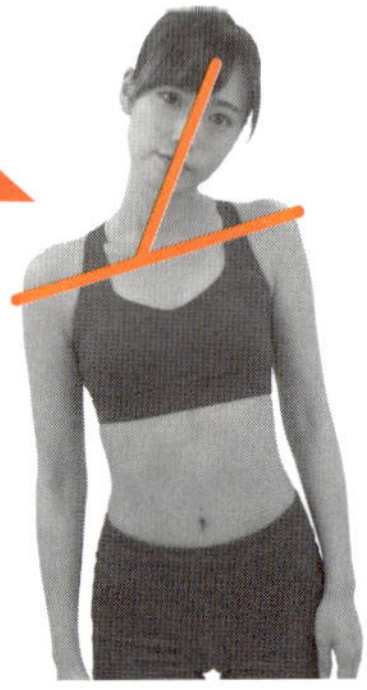

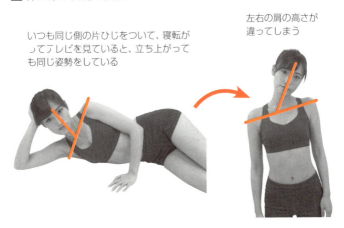

## つい癖になっている楽な姿勢7選

| | |
|---|---|
| **❶ 寝転がってテレビを見るとき**<br>テレビを見るときに寝転がって、いつも同じ側の片ひじをつくのが癖な人 | 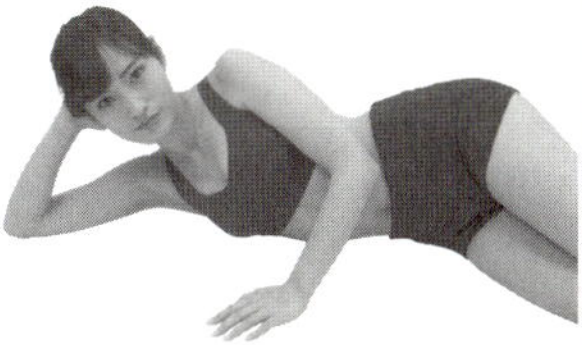 |
| **❷ 車の運転をするとき**<br>車の運転中は、何となく楽な姿勢で固まったまま、運転するのが癖な人 | 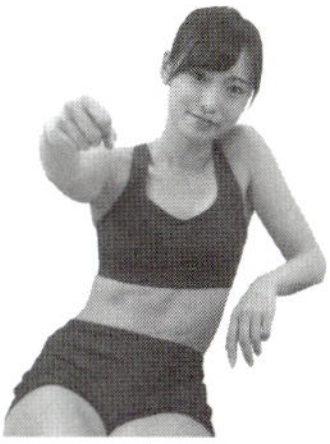 |
| **❸ 椅子に座るとき**<br>楽な姿勢をとろうとしてひじ掛けを使うのが癖な人 | 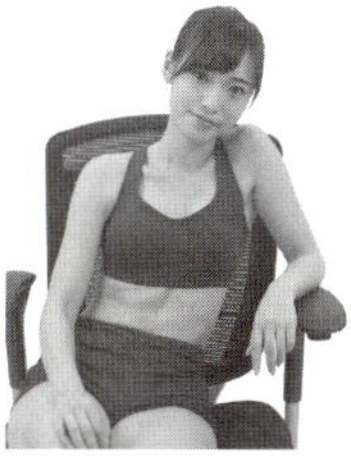 |
| **❹ 赤ちゃんやペットを抱っこするとき**<br>自然と、高くなっている肩のほうの腕を使うことが多くなる | 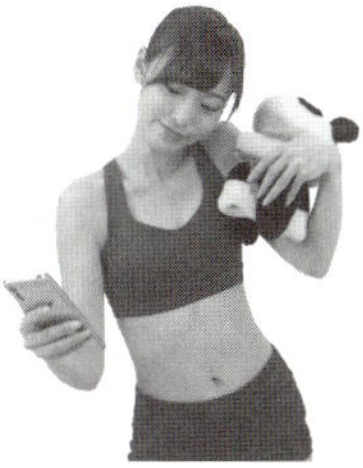 |

※ すべて22頁の例と同様に左肩が高くなっている。

## ☑つい癖になっている楽な姿勢7選（続き）

| | |
|---|---|
| **❺ 掃除機をかけるとき**<br>これも自然に、掃除機をかけるとき左に傾く | 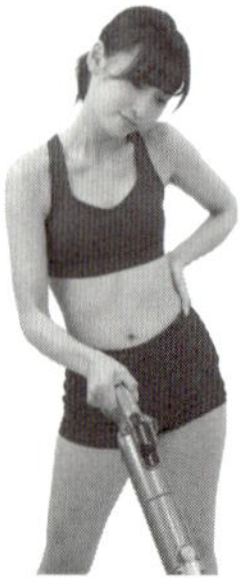 |
| **❻ カバンを肩にかけるとき**<br>ショルダーバッグは、自然と高くなっている肩のほうに掛ける。これは、反対側の肩は撫で肩になっていて、カバンが掛けづらくなっているから | 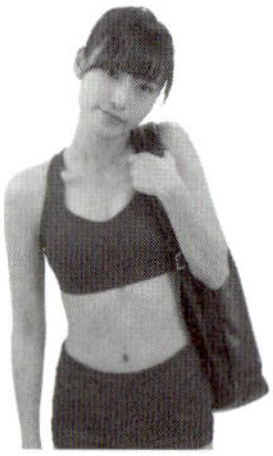 |
| **❼ デスクワークをするとき**<br>楽な姿勢になりたくて、机にひじをつくようになる | 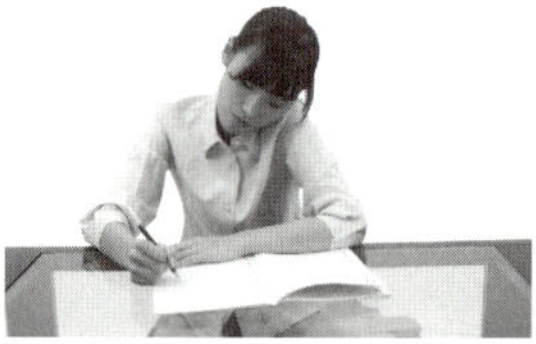 |

※ すべて22頁の例と同様に左肩が高くなっている。

❶の姿勢が癖の人は、❷～❼のように体を使っています。逆に❷のような癖がある人は、❶や❸～❼のような体の使い方をしているはずです。ではなぜ、こんな姿勢になってしまったのでしょうか。

これら❶～❼のいずれかの姿勢が癖になっているという人は、下の写真のような体のゆがみを、日々の生活の中で自らつくってしまっているのです。

どういうことかというと、**「毎日の暮らしのさまざまな場面で、無意識のうちに〝ゆがんだ体〟にあわせた体の使い方をするようになってしまう」**ということです。そのため、時間とともに体のゆがみはどんどん大きくなっていきます。

そして、これを正さないでいると、ゆがみは悪化し、骨盤がズレて、ある日ぎっくり腰などの腰痛を起こすことになってしまいます。

つまり、日々の体の使い方が、あなたの姿勢を連鎖的につくりあげ、腰痛に

日々の生活の中で「ゆがんだ姿勢＝楽な姿勢」と体が認識している

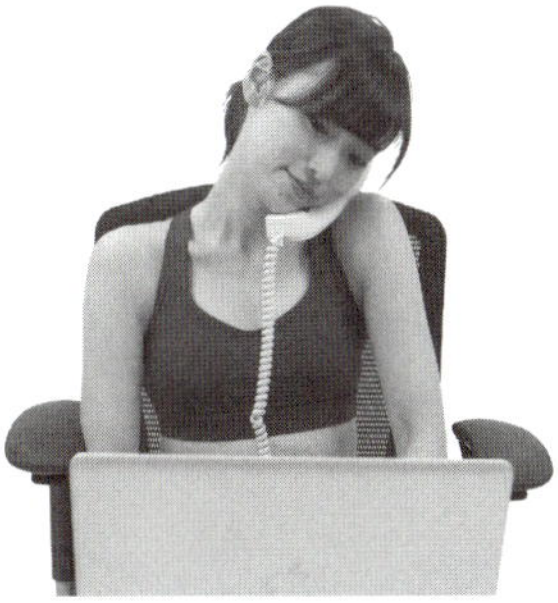

苦しむ体にしてしまいました。毎日の生活の積み重ねの結果が、前頁下の写真のような姿勢になってしまうのです。

いかがでしたか？　ここまで読んでみて、いかに姿勢が大事かということを理解できたかと思います。知らず知らずのうちに、または**「何気ない普段の生活の中に体を壊す原因がある」**ということです。これらのことは、あなただけではなく、多くの人がやっています。だからこそ腰痛に悩む人が多いのです。

右が痛い、左が痛い、前にかがむと痛いというのは症状であり、結果です。結果を追う治療はたくさんありますが、患者自身が家でこのような姿勢でいるかぎり、いい治療法もまったく役に立ちません。まずは正しい体の使い方を知ってください。

たとえば、正座は行儀のいいきちんとした座り方ですが、正座をして肩ひじをついているとか、正座をしながら横を向いてテレビを見ることは、体にはよくありません。このようなことも知らずに、栄養や運動の知識を頭に入れても腰痛がなくなることはありません。私はあなたから腰痛を取り除きたいのです。

第1章

# なぜ「腰痛」になるのか

「体の構造」について、一般の人から治療家の人まで、幅広い層の人たちが理解できるようにまとめてみました。

なぜ揉んでも温めても腰痛はなくならないのか？

なぜ骨がズレてしまうのか？

骨盤がズレることによって体はどうなるのか？

構造を理解して、普段の生活に役立ててください。

## 01 人の骨格は、家の柱のようなもの

悪い姿勢でいる時間が積み重なると、だんだんと骨がゆがみ、それが腰痛の原因になります。

でも、一見硬くて丈夫に見える骨なのに、そんなに簡単にゆがむものなのでしょうか。

残念ですが、答えは「YES」です。

その理由は、姿勢を保つ骨の構造にあります。

では、私たちの体を建物にたとえてみましょう。家でいう柱が骨になります。「**家を支えるのに最も大切な大黒柱が〝脊椎《せきつい》〟といわれる骨**」です。そして、「**この脊椎（次頁参照）、つまり背骨は骨盤の上に乗っています**」。

### ☑ 脊椎は家の大黒柱と同じ

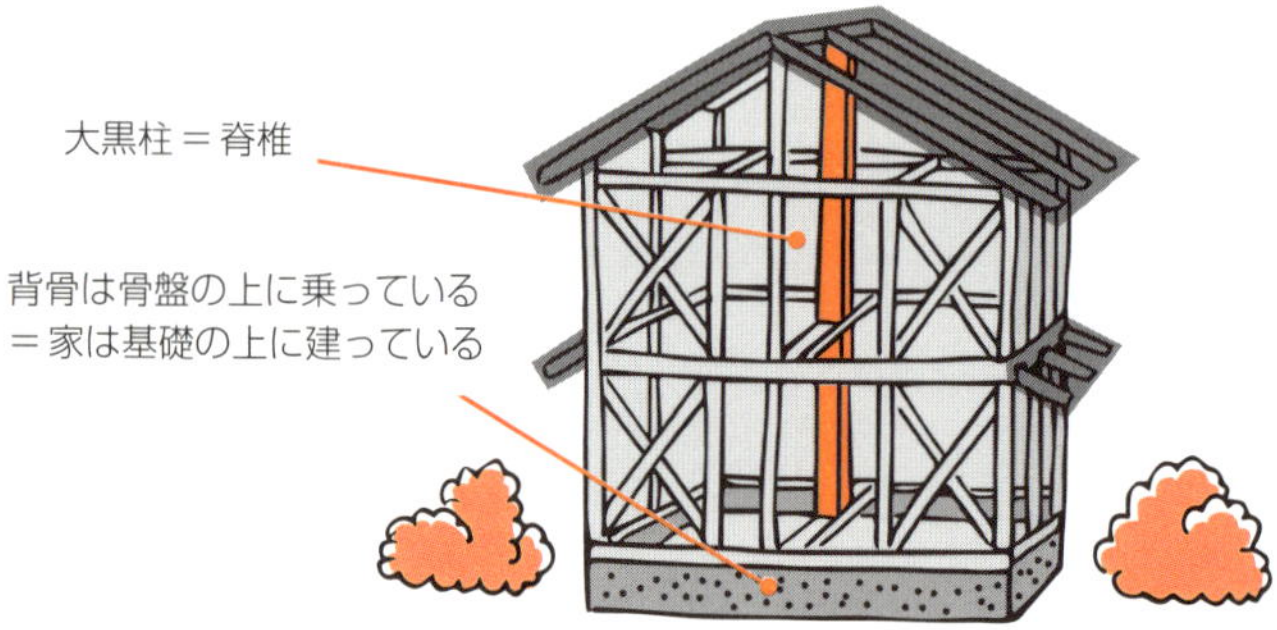

大黒柱＝脊椎
背骨は骨盤の上に乗っている
＝家は基礎の上に建っている

## 02 「脊椎」ってどんなもの

脊椎は、「背骨」あるいは「脊柱《せきちゅう》」と呼ばれることもある骨の集まりです。上から「頸椎《けいつい》」「胸椎《きょうつい》」「腰椎《ようつい》」「仙骨《せんこつ》」「尾骨《びこつ》」という5つの部分から成り立っていて、さらに、頸椎は7個、胸椎は12個、腰椎は5個のそれぞれ「椎骨《ついこつ》」という骨で構成されています（次頁図参照）。

そして、これらの椎骨が連なって、横から見るとアルファベットの「S」字のようなカーブを描いています。

このS字のカーブは、運動の衝撃や振動を吸収してやわらげたり、約5キロもある重たい頭を上手に支えたり、私たちが2足歩行で生活するために大活躍しています。さらには、正しい姿勢を保つためにも、とても大切な役割を果たしています。

☑脊椎を知っておこう

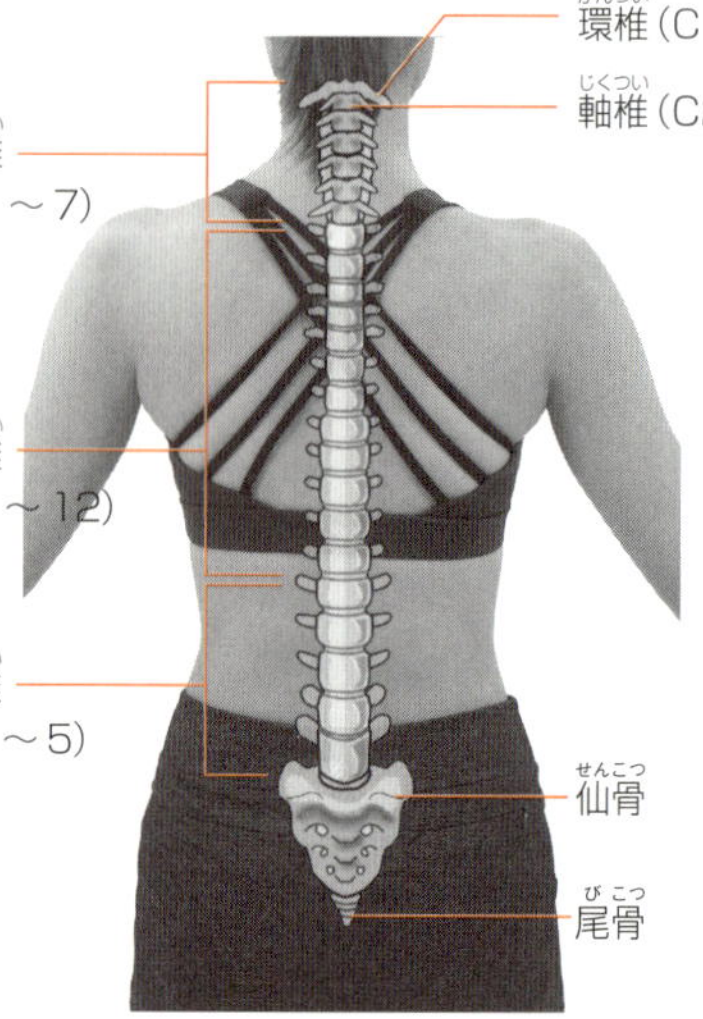

環椎《かんつい》（C1）
軸椎《じくつい》（C2）
頚椎《けいつい》
（C1～7）
胸椎《きょうつい》
（T1～12）
腰椎《ようつい》
（L1～5）
仙骨《せんこつ》
尾骨《びこつ》


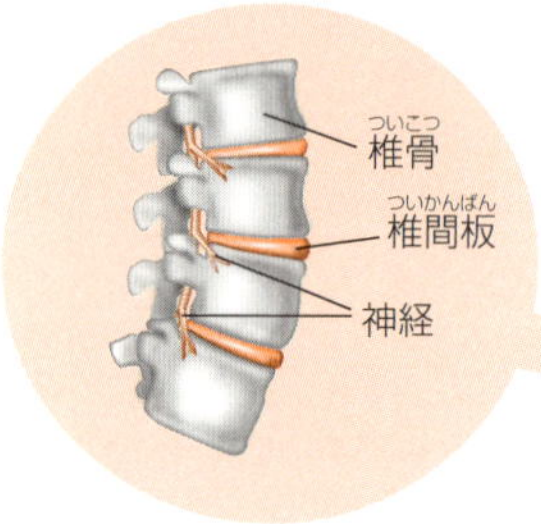

椎骨《ついこつ》
椎間板《ついかんばん》
神経


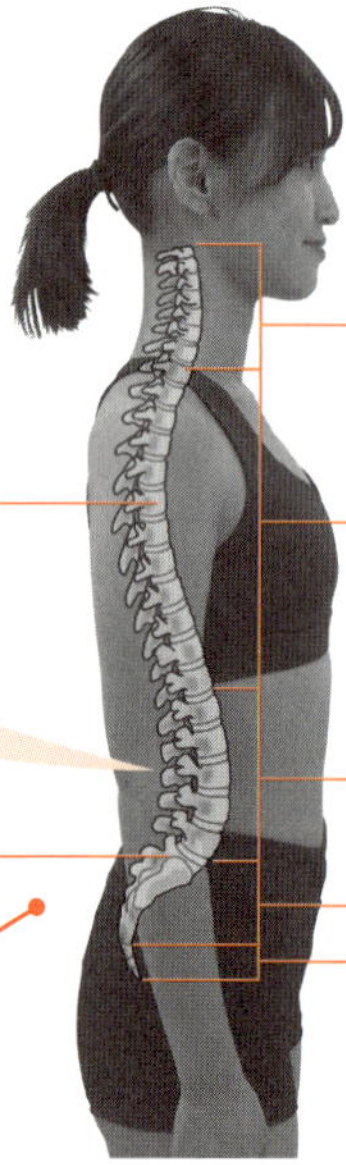

頚椎
（7個）
脊髄
胸椎
（12個）
腰椎
（5個）
馬尾
仙骨
尾骨
脊椎は横から見ると
S字カーブを描いている

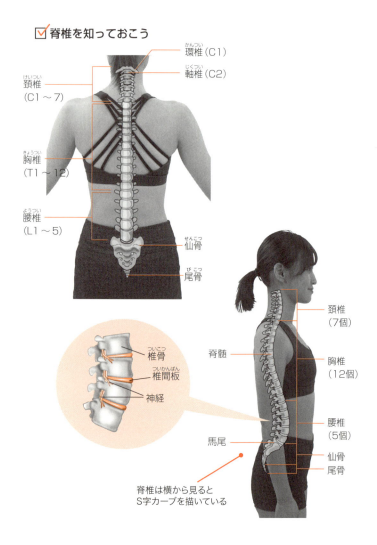

## 03 「骨盤」ってどんなもの

骨盤は「**仙骨**《せんこつ》」「**寛骨**《かんこつ》」「**尾骨**《びこつ》」から成り立っていて、背骨はこの中の仙骨の上に乗っています（下図参照）。つまり、「**仙骨は背骨の１番下にあたります**」。

次頁の図のグレーの部分（上半身）を見てください。実際には、ここには骨だけでなく、筋肉、脂肪、内臓も含まれています。実は、下半身はこれらすべての上半身を、オレンジ色の「**仙腸関節**《せんちょうかんせつ》**という関節だけで支えている**」のです。

☑ **骨盤は「仙骨」「寛骨」「尾骨」からできている**

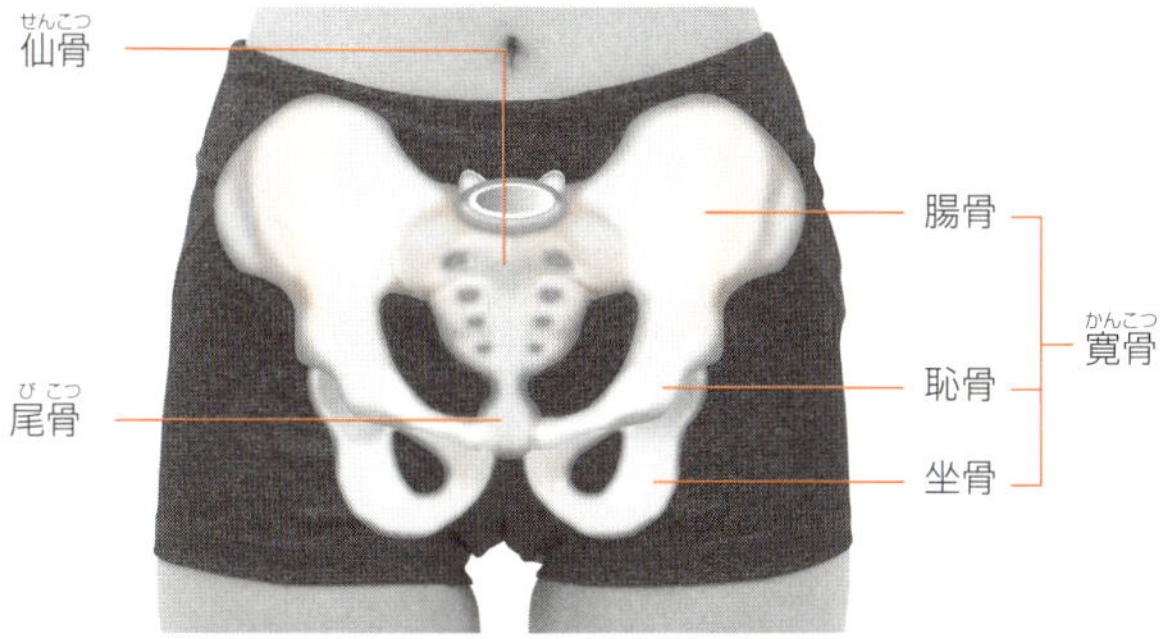

☑ 上半身と下半身を支えているのは「仙腸関節」の2カ所だけ

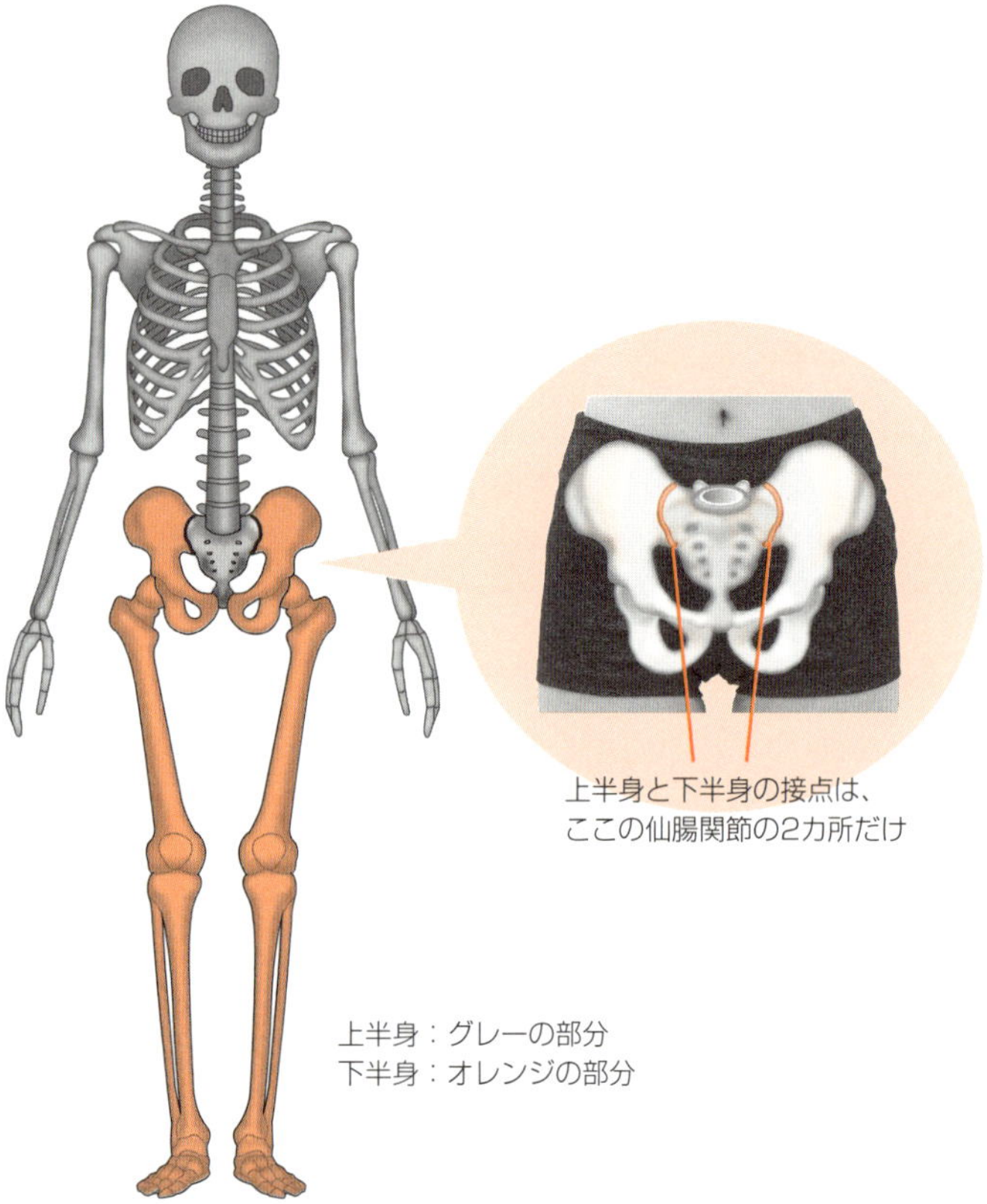
上半身と下半身の接点は、
ここの仙腸関節の2カ所だけ
上半身：グレーの部分
下半身：オレンジの部分

それではこの仙腸関節について、もう少し詳しく見ていきましょう。

重たい荷物を持つとき、あなただったらどうしますか？

荷物の底に指を引っ掛けて持ちますよね。そのほうが安定してがっちり持てますからね（下図右）。

これを仙骨で見てみると、残念ながら、こんな風にうまくはできていません。

上半身を支える土台の仙骨も、このようにしっかりと上半身を支えてくれていたらいいのですが、実際には、下図左のように、荷物の側面に手を添えて持っているだけなのです。

**☑ 仙骨が上半身を支える様子を荷物を持つときにたとえると、不安定なのがわかる**

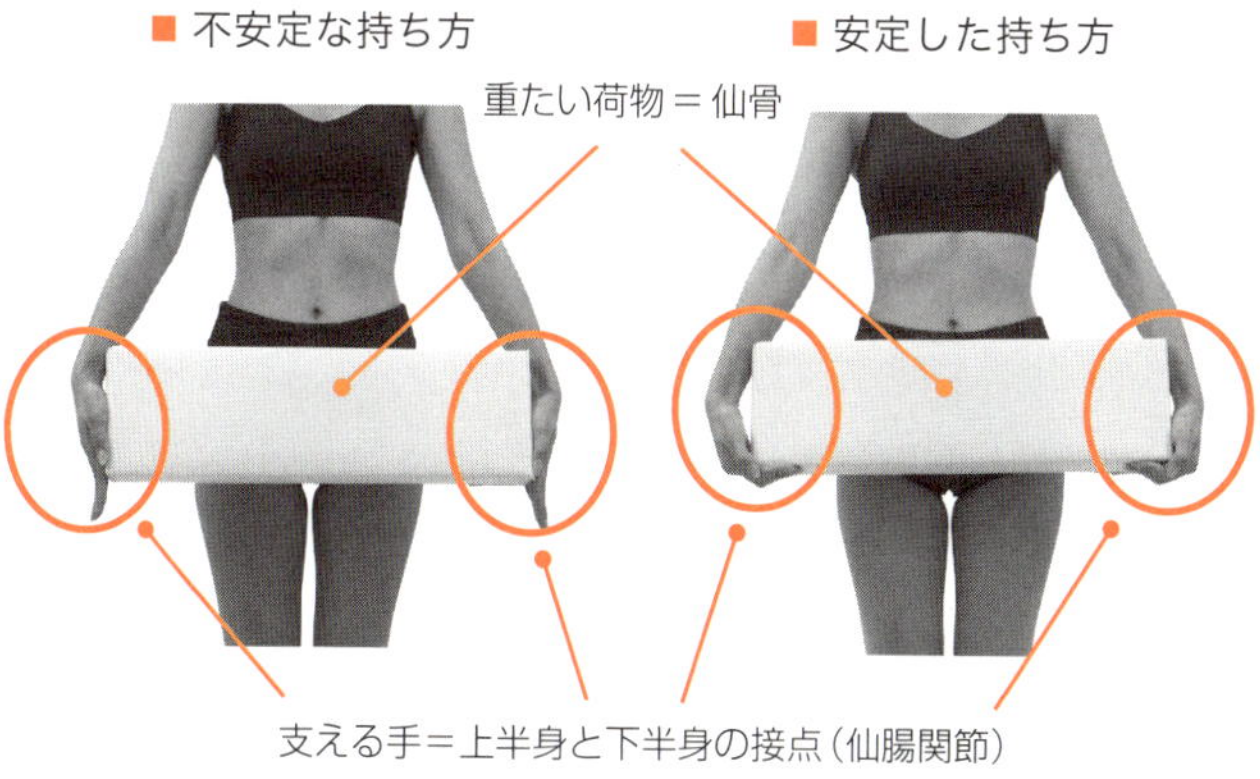
■ 不安定な持ち方
■ 安定した持ち方
重たい荷物＝仙骨
支える手＝上半身と下半身の接点（仙腸関節）

ひと目見ただけで、不安定で危なっかしい状態なのがわかりますよね。

上半身と下半身の接点の仙腸関節は、平らな面がくっついているだけなのです。しかも、くっついている関節は縦の構造になっているので、とても滑りやすくなっています。ちょうど、この荷物を支えている手のひらと同じようなイメージです。

つまり、私たちの骨盤はもともと不安定な構造にできていて、生まれつきズレやすくなっているのです。

## 04 背骨のゆがみはなぜ起こる

土台が不安定な構造になっているので、その上に乗っている背骨はズレに応じてバランスを取ろうとしてカーブをつくります。これが「**背骨のゆがみ**」です。

「**背骨がゆがむと、椎骨と椎骨の間が狭くなる個所が現れ、その間を通る神経**

**が圧迫される部位が出てきます**」。

その結果何が起こるかというと、「**体のあちこちに痛みなどの症状を起こす**」ようになります。

ところで、もし、あなたが立っているとき、片足にばかり体重を乗せたり、座るときに足を組むのが習慣になっているとしたら、それは「**仙腸関節の片方だけで上半身を支えている状態になっている**」のです。

はじめのうちはズレをつくらずに、その姿勢をしていられるのですが、そのうち、手のひらから荷物が滑り落ちていくように、骨盤も次第にズレていくのです（下図参照）。

☑ **荷物が滑り落ちた状態＝ズレてゆがみがある状態**

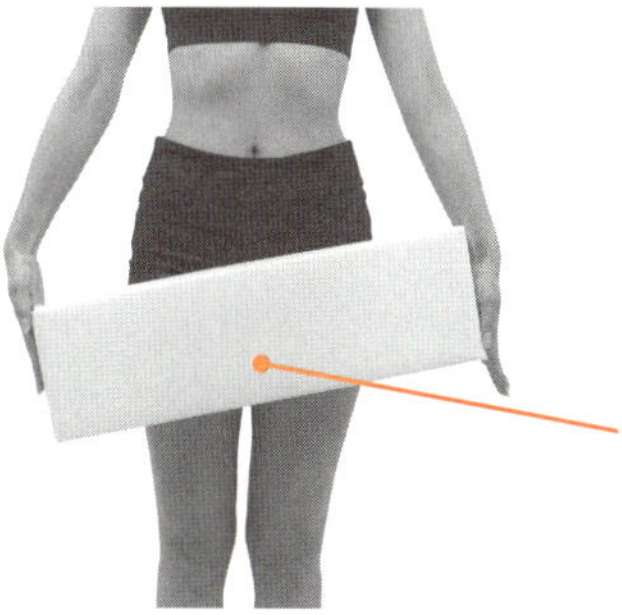

重たい荷物＝仙骨がズレることで、体はゆがみはじめる

## 05 背骨がゆがんでも、骨盤がゆがんでも、目線を水平に保ちたい

体を支える土台ともいえる骨盤にズレが起こると、いったいどうなってしまうのでしょうか。

では、植木鉢に植えたヒマワリを想像してみてください。

まっすぐ平らな植木鉢に植えると（下図右）、ヒマワリは太陽に向かって、すくすくとまっすぐ上へと伸びていきます。

でも、その植木鉢を斜面に置くと（下図左）、ヒマワリは太陽に向かって茎を曲げて上へと伸びていきます。

☑ヒマワリも植木鉢が曲がっていても、まっすぐ育つ

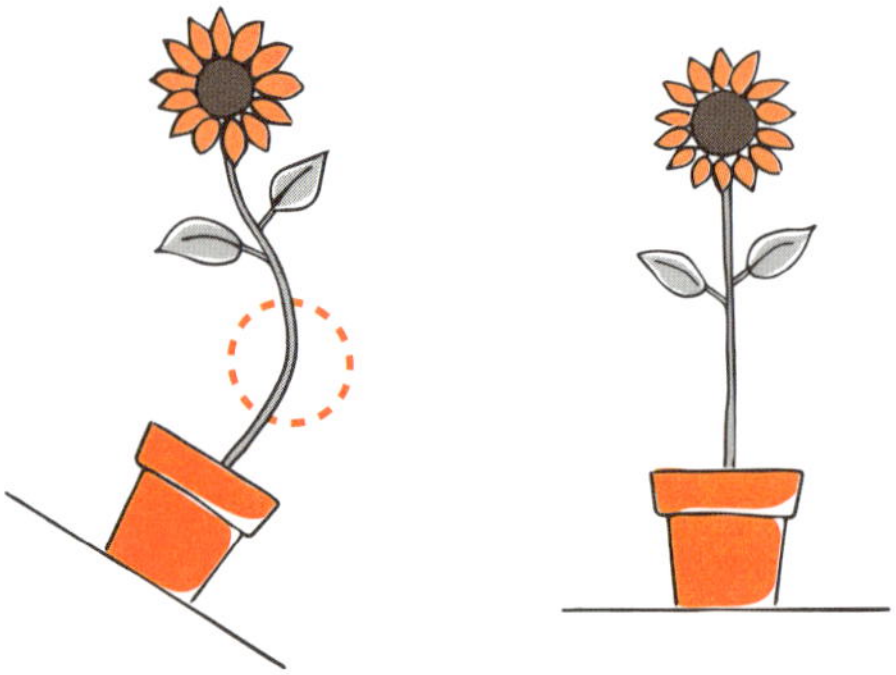

実は、私たちの体もそうなのです。

土台がズレる、つまり骨盤がズレると痛みが出てきて、それをかばうために上半身をゆがませるのです。

ただし、ヒマワリは太陽に向かってただひたすら伸びていきますが、人は少し違います。

痛みをカバーしながら体をゆがめる以外に、**「左右の目線を水平に保ちたい」**という要素が加わります。これは人が「ものを水平に見たい」という習性を持っているから生じるものです。

そのため、骨盤が左右どちらにズレていても、人の体は左右の目が水平に保てるように、体をゆがませていきます。

☑人も骨盤が左右どちらにずれても目線を水平に保とうとする

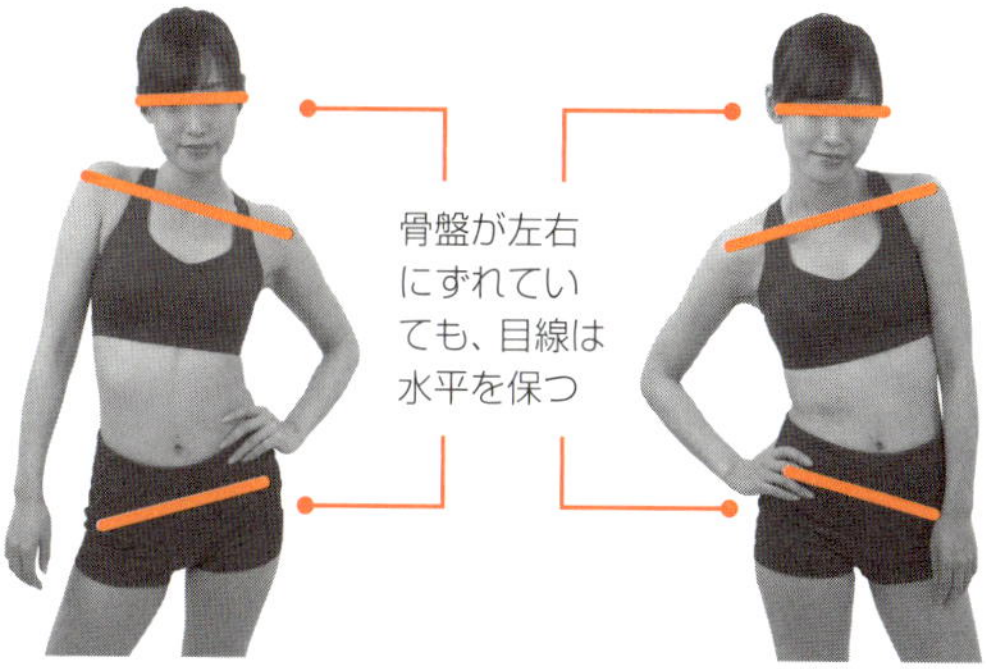
骨盤が左右にずれていても、目線は水平を保つ

## 06
## 背骨のゆがみが、なぜ腰痛を起こすのか?

これを説明するために、もうひとつだけ体の構造について知っておきたいことがあります。

それは、「**神経は骨の間を通っている**」ということです(下図参照)。

「**背骨にゆがみが生じると骨がズレて、それに付着している筋肉のバランスが悪くなり、椎骨と椎骨の間隔が狭まって骨が神経に触れてしまったり、骨の間を通っている神経が圧迫されたりする**」場合があります。

これが「**腰痛の正体**」です。

**☑腰痛の正体は、神経が椎骨の間を通っていることにある**

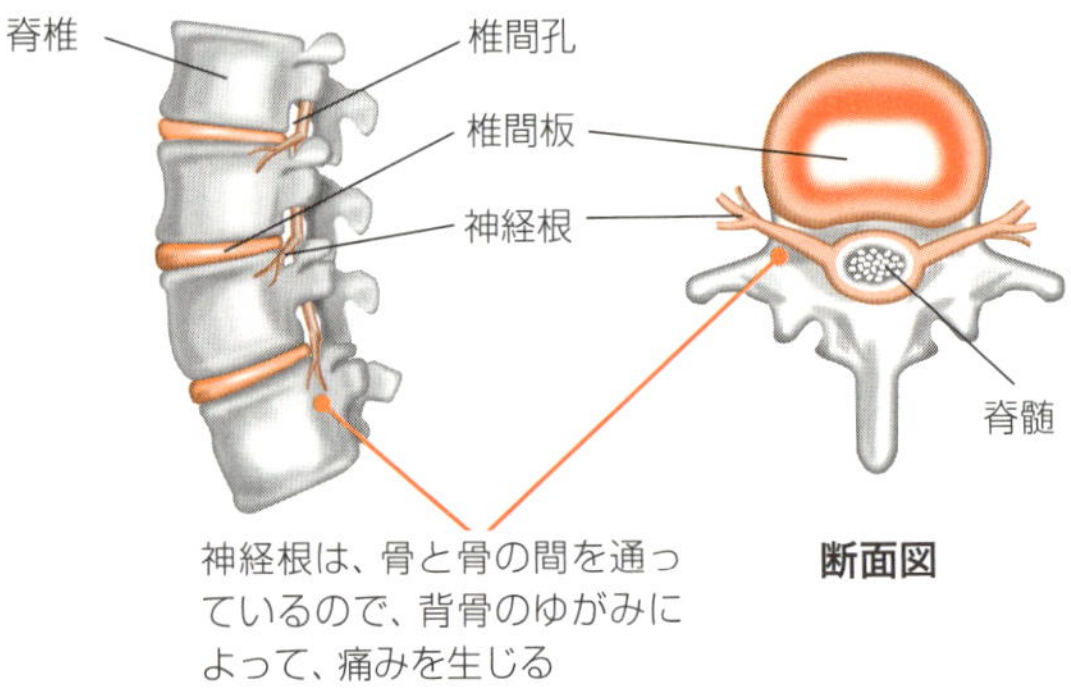

脊椎
椎間孔
椎間板
神経根
脊髄
神経根は、骨と骨の間を通っているので、背骨のゆがみによって、痛みを生じる
断面図

# 07 椎間板ヘルニアも脊柱管狭窄症も骨盤のズレが原因

わが国の国民病ともいえる腰痛。

厚生労働省が行った調査によると、腰痛の患者数はおよそ２８００万人と推計されています。すなわち、わが国のおよそ４人に１人が腰痛に悩まされているということになります。

先ほどお話ししたように、そのうち原因がはっきりしている腰痛はわずか15%。残りの85%は原因不明といわれています。

ところが、85%の腰痛は原因不明ですが、大なり小なり骨盤のズレにより生じたものです。残りの15%の腰痛は椎間板ヘルニア、脊柱管狭窄症、変形性脊椎症ですが、これらは「**骨盤のズレを放置したせいで生じたもの**」です。

西洋医学では骨盤のズレを追求することはないので、結局は放置したことによる症状が出てしまうのです。

☑ほとんどの腰痛は骨盤のズレが原因

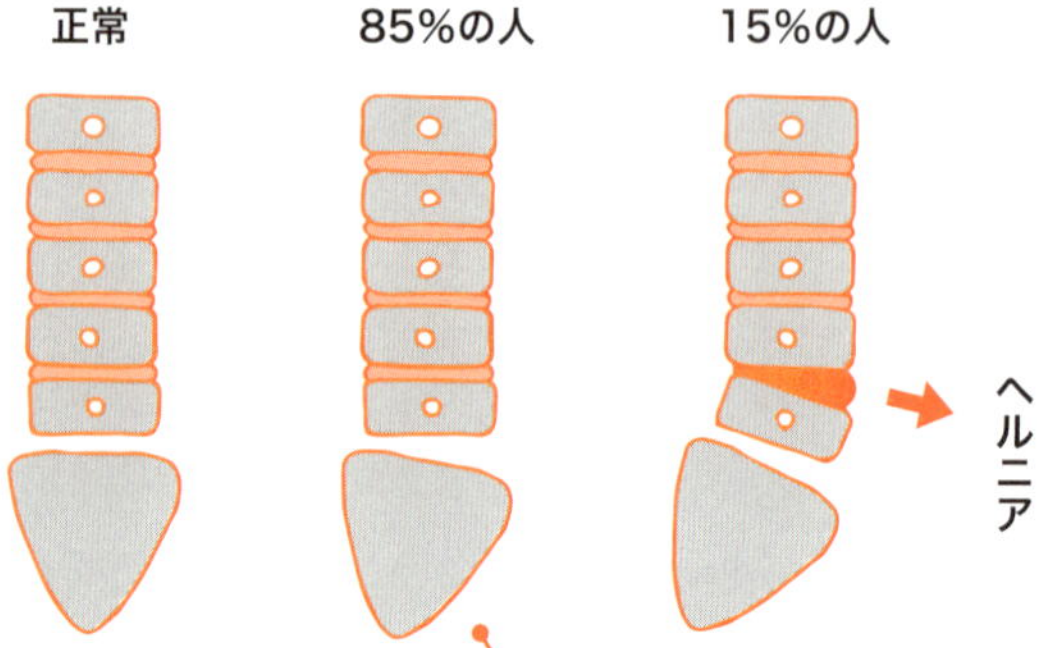


なんと、腰痛の85%は原因不明！

でも腰が痛いのは事実

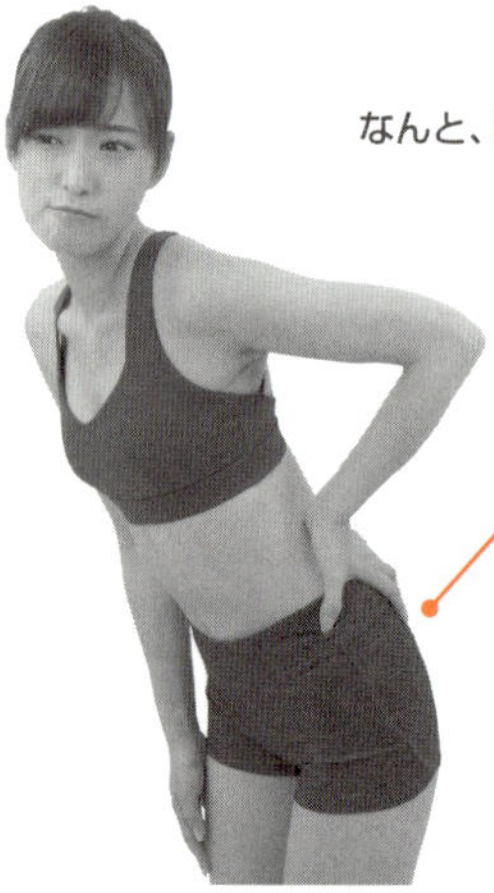

それは「姿勢の悪さ」
⇓
骨盤のズレ
＝
骨のゆがみが原因！

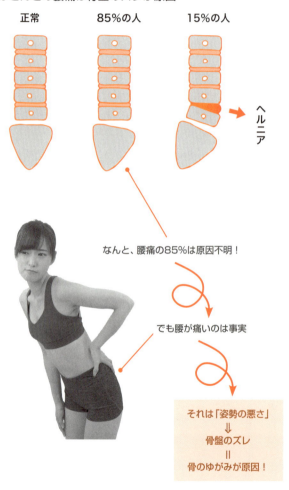

## 原因不明の腰痛は、骨盤のズレが原因だった

もし今まで、「**湿布を貼ってもマッサージに行ってもすっきりしなかった腰の痛みが〝骨盤のズレ〟によるものだったとしたら、それはもう〝原因不明の腰痛〟ではなく、〝骨盤のズレ〟を治すことで改善できる**」ということです。

しかも、次の2点を心がけることで、「椎間板ヘルニア」「脊柱管狭窄症」「変形性脊椎症」といった疾患を未然に防ぐことができるのです。痛みがなくてもときどき骨盤のチェックをしてもらうことです。歯は毎日磨いていても虫歯になったりしますよね。骨盤も普段の姿勢からずれてくるので、定期的にチェックするのが理想です。

**❶早め早めに「骨盤のズレ」を治す**
**❷ズレが生じない生活をする**

# 08 原因がはっきりしている15%の腰痛（特異的腰痛）って何だ？

15%の病名がつく特異的腰痛にはいろいろな疾患があります。その中で、代表的な3つを見ていきましょう。

## ❶椎間板《ついかんばん》ヘルニア

椎間板は、椎骨と椎骨の間にあってクッションの役割をしています。

椎間板ヘルニアは、日々の悪い姿勢の積み重ねや、激しいスポーツなどに

**☑ 椎間板ヘルニアの痛みのしくみと治療方法**

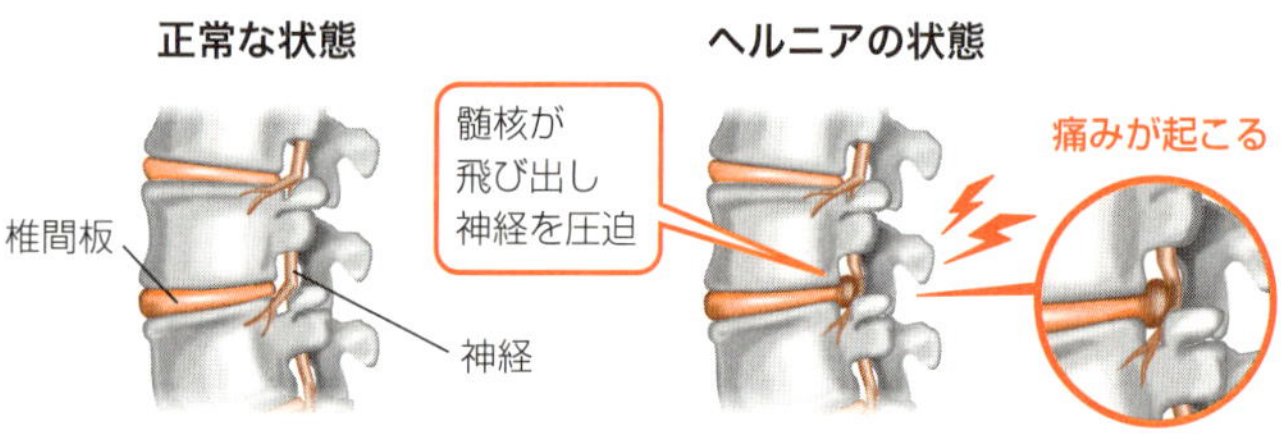


| 症状 | 治療方法 |
|---|---|
| ・腰やおしりの痛み<br>・腰を曲げると太ももやふくらはぎにしびれや痛みが生じる<br>・背骨が曲がって動きにくくなる　など | ・骨盤のズレを治して、背骨をまっすぐにする<br>・安静療法（楽な姿勢で横になる）<br>・薬物治療（痛み止めの使用）<br>・運動療法（痛みがやわらいできたら、軽い筋トレ、ストレッチなどをする）<br>・手術　など |

よって椎間板が飛び出し、神経を圧迫することで起こります。

## ❷ 腰部脊柱管狭窄症《ようぶせきちゅうかんきょうさくしょう》

悪い姿勢を続けることや、加齢、重労働などによって、椎体《ついたい》と椎体との間にある椎間板《ついかんばん》が飛び出したり、椎体や椎弓《ついきゅう》といった骨が変形して、腰椎の神経の通り道である脊柱管が変形することで神経が圧迫され、痛みなどの症状を起こします。

### 腰部脊柱管狭窄症の痛みのしくみと治療方法

| 症状 | 治療方法 |
| --- | --- |
| ・足のしびれ<br>・足の痛み<br>・間欠跛行《かんけつはこう》（歩き出すと足がしびれて歩きにくくなるが、前かがみで休むとまた歩けるようになる）<br>など | ・骨盤のズレを治して、背骨をまっすぐにする<br>・安静療法（神経を圧迫するような動作や姿勢を避ける）<br>・薬物療法（痛み止めの使用）<br>・運動療法（痛みが治まってきたら、ストレッチや筋トレなどをする）<br>・手術療法　など |

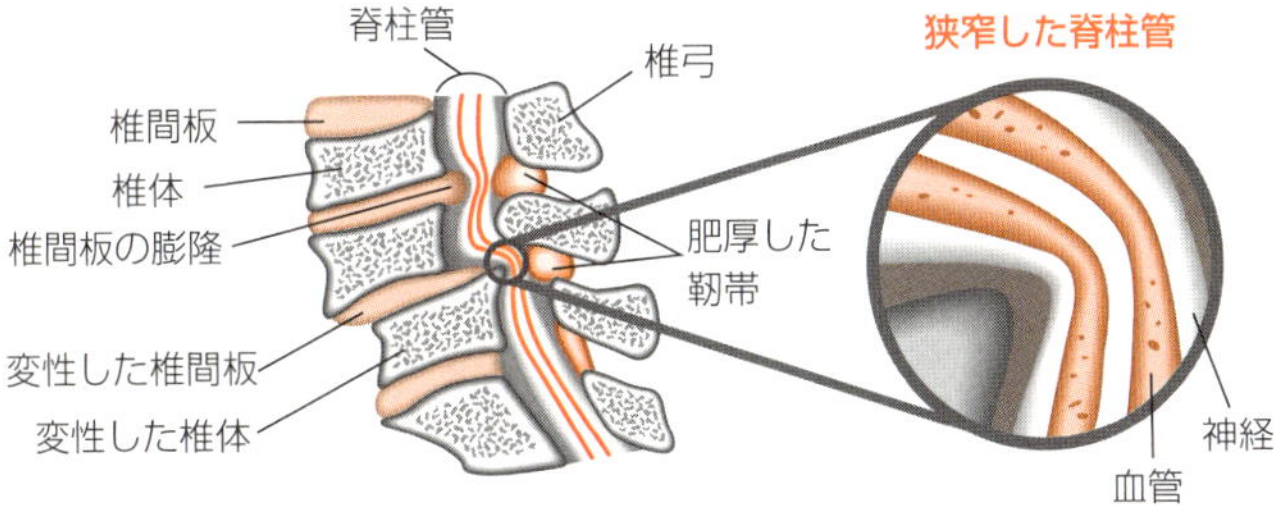

## ③ 変形性脊椎症《へんけいせいせきついしょう》

年齢を重ね、椎間板が薄くなって、椎骨同士がこすれあうことですり減ってきます。すると骨を修復しようと、骨をつくる作用が働き、その結果、椎体の角にとげのようなものができます。これを「骨棘《こつきょく》」といいます。これが神経を圧迫することで、痛みなどの症状が起きます。

年齢のせいだけではなく、激しいスポーツ、肥満、悪い姿勢による腰への負担が大きい人にも生じやすくなります。

### ☑ 変形性脊椎症の痛みのしくみと治療方法

| 症状 | 治療方法 |
|---|---|
| ・腰の痛み<br>・腰のだるさ<br>・起床時や長時間座り続けたあとに、体がこわばったような感じになる<br>など | ・骨盤のズレを治して、背骨をまっすぐにする<br>・装具療法（コルセットの着用など）<br>・薬物療法（痛み止めの使用）<br>・温熱療法（レーザーや赤外線で患部を温める）<br>・運動療法（痛みが治まってきたら、体を動かして柔軟性を高める）　など |

**正常な状態**　　**変形性脊椎症**

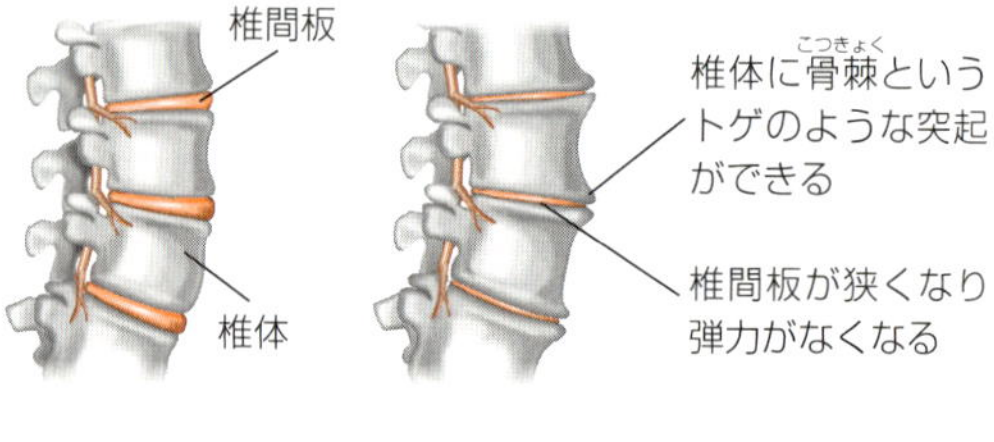
椎間板
椎体
椎体に骨棘《こつきょく》というトゲのような突起ができる
椎間板が狭くなり弾力がなくなる

# 09 15％の特異的腰痛はどのように起こっているのか？

腰痛は、仙骨のズレと背骨のゆがみによって、徐々に進行していきます。何度も登場しているので見慣れたかと思いますが、下図を見てください。

1番左は正常な状態です。仙骨も背骨もまっすぐです。この状態のときは、痛みはもちろんありません。

次に、真ん中です。これが、いわゆる85％の原因不明の腰痛の状態です。重症になる手前の、軽症、中等症《ちゅうとうしょう》の腰痛といえます。このとき、私

**腰痛は「仙骨のズレ」と「背骨のゆがみ」が原因**

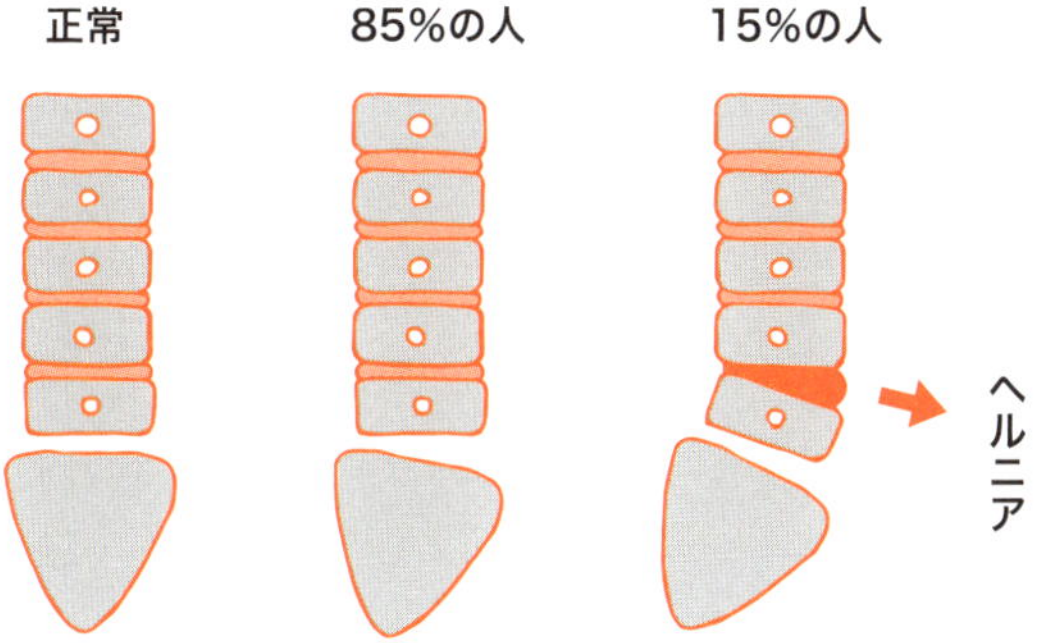

たちの体の中で何が起こっているのかというと、仙骨《せんこつ》だけにズレが生じています。背骨は、まだまっすぐに保たれています。

そして前頁下図の1番右が、15%の病名がつく重症の腰痛です。仙骨がズレている状態（前頁下図中央）を放っておいたために、背骨がゆがんでしまいました。

この状態になると、背骨の中に、骨と骨の間隔が狭くなる場所が出てくるため、その間を通る神経が骨に押しつぶされて、痛みを起こすようになります。

**横から見た正しい姿勢（左）とねこ背（右）の仙骨と背骨**

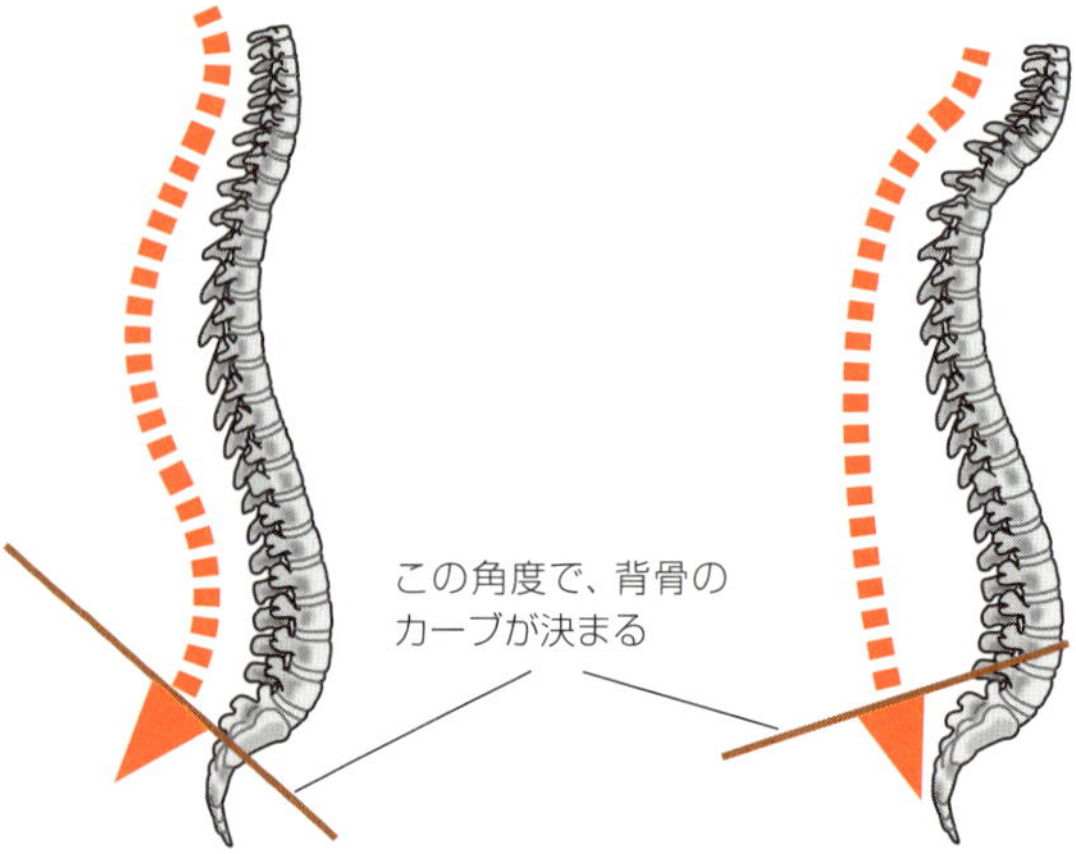

前頁下図を見てください。左が正しい姿勢で、右がねこ背の姿勢です。日常生活において、右側のような姿勢が多いのを感じるかと思います。ということは、普段の生活がいかに仙骨と背骨に悪影響をおよぼしているのかがわかります。正常な姿勢のときの骨の状態と比べて、ねこ背の人は骨盤の傾きも生理的な背骨のカーブも失われています。姿勢による仙骨の傾きによって、背骨のカーブが変化しているのがわかります。

**「毎日、この姿勢ですごしていたら、骨盤はズレて、背骨も曲がり、15％の重症の腰痛になってしまう」**のです。

COLUMN

## 痛みを取り除くのが治療ではなく、痛みの原因を治すのが、本当の治療

ある患者さんが腰痛ということで来院されました。話を聞くと、痛みが強いので自費の施術を勧めました。すると、過去に腰のヘルニアだからレーザー治療をしましょうということで、2回の治療で60万円使ったそうです。なのに、この患者さんは未だに腰が痛いというのです。これ以上お金はかけられないので、今回は保険での施術にしたいということでした。

しかし私の話を聞いて、この患者さんは自費の施術を希望されました。そのときの会話です。

私 「あなたはヘルニアなんでしょ？　だから、ヘルニアの治療をやってきたんでしょ？」
患者 「はい、そうです」
私 「だから治らないんですよ」
患者 「えっ、それはどういう意味ですか？」
私 「私の施術は、ヘルニアの原因を治すやり方で、ヘルニアの治療ではないんです」
患者 「なるほど！　そうなんですね。わかりました」

こんな風にすぐに理解してくれるのは珍しいのですが、それだけヘルニアで苦しんできたから、私の治療方法の意味を理解してくれたのだと思います。

このようにヘルニアであっても、ヘルニアの治療ではなく、ヘルニアになる原因を取り除くという施術をしなければ原因は残ったままです。

もうおわかりですね、ヘルニアになる原因は、植木鉢（36頁参照）の部分にあたる骨盤です。骨盤がズレていれば、痛みを取っても取っても、何度だってヘルニアになってしまうのです。

第2章

# 腰痛への正しい対処法

腰痛だからといろいろな施術を受けても、なぜ治らないのでしょうか。

毎日のように腰を温めて、揉んでもらっても、一時的にはよくなっても痛みがまたぶり返してきます。

それは、どうしてでしょうか。

一般的にいいといわれている対処法は、何が違うのかをまとめています。

少し考えればわかることですが、治すことを絶対にあきらめないでほしいです。

あきらめないきっかけをつかんでください。

## 01 腰痛対策は根本的な解決になっていないかも!?

世の中には腰痛対策の情報があふれかえっていて、私たちは、テレビ、書籍、インターネットを通じて、日々ありとあらゆる情報を手に入れることができます。

腰の痛みに悩んでいるあなたは、これらの多くの情報の中から自分にあっていそうな腰痛対策を選択し、すでにいろいろな方法を実践されているかもしれません。

ところが、もしかしたらそれらの方法は一時的に痛みをやわらげるための「対症療法」で、腰痛を治す根本的な解決にはなっていないかもしれません。

では、次項から腰痛の対処法を４つ見ていきましょう。

はたして、これらの対処法は、実践したら腰の痛みが消えてなくなる「腰痛の根本的な解決」なのでしょうか。普段の腰痛対策を思い返しながら、○×で答えてみてください。

## 02

### ❶ 毎日健康番組を見て、勉強したら腰痛はよくなる？

正解は「×」です。

腰の痛みをやわらげる方法を教えてくれる情報はたくさんあります。実践してみると、確かに「痛みが治まったかも！」と実感することもあります。でも、次の日、もしくは数日後はどうでしょうか？　完全に痛みは消えていますか？

たいがいは、痛みは消えていないと思います。一時的には痛みが治まってとても楽になるのですが、しばらくするとまた痛くなってしまうのが一般的です。

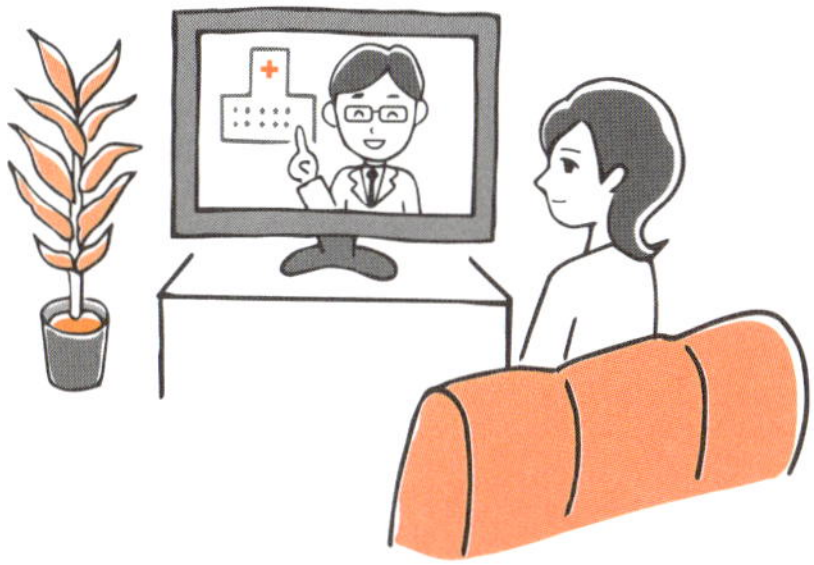

これは、世の中にあふれかえっている腰痛対策の情報の多くが、「**腰痛の根本的な解決方法ではなく、対症療法といって一時的な痛みをやわらげるための対策を伝えるもの**」だからなのです。

## 腰痛はなぜ繰り返し出てしまうのか？

たとえば、よく見られるのが「硬くなった腰の周りの筋肉をやわらかくしましょう」というものです。確かに、凝り固まって硬くなった腰の周りの筋肉をほぐすと、痛みはやわらぎます。しかし、それは一時的なものなのです。しばらくすると、また筋肉が硬くなって、痛くなってくるので、再度マッサージなどでほぐす必要が出てきてしまいます。

では、どうして腰の痛みが繰り返し出てきてしまうのでしょうか。

それは、「**〝なぜ腰の周りの筋肉が硬く凝り固まるのか〟という、原因を取り除くための追究をしていない**」からです。

## 正しい対処法
## 症状を引き起こした原因を取り除かなければ治らない

「筋肉が硬くなる」「血液循環が悪い」という症状は結果であり、症状が起きた原因ではありません。**「腰痛を遠ざけるには、症状を起こした原因を突き止めて取り除くことが大切」**です。

それでは、**「なぜ筋肉が硬くなってしまうのか、腰の周りの筋肉を硬くさせないようにするにはどうすればいいのか」**を、電信柱と電線にたとえて見ていきましょう。

次頁下図を見るとわかるように、筋肉は骨にくっついています。

電信柱（骨格）とその間に張り巡らされた電線（筋肉）とそっくりですよね。

## Ⓐマッサージや温めることで、硬くなった筋肉をやわらかくする

**現在の状態**

骨盤や背骨（電信柱）がズレてしまっていることで、筋肉（電線）が伸びたり収縮して凝り固まってしまい、腰痛になっている。

**マッサージなどで筋肉をやわらかくする**

筋肉はほぐされてやわらかくなりますが、骨はズレたまま。

**しばらくすると**

骨はズレたままなので、時間が経つと一時的にゆるんでいた筋肉が引っ張られる。そして、その状態が続くと、正しくない状態に筋肉が凝

☑ 筋肉と骨のしくみは電柱と電線に似ている

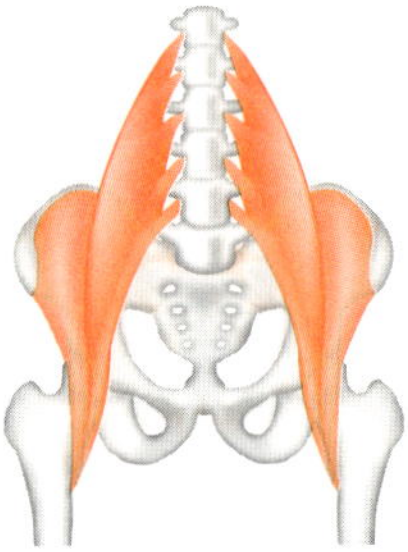

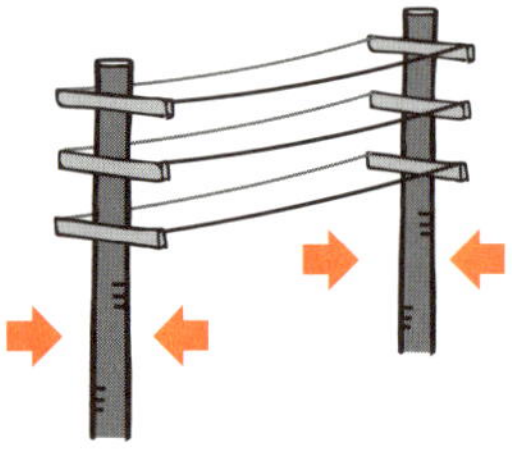

筋肉（電線）も骨格（電柱）もそろい、良好な状態

## ☑マッサージや温めることで、硬くなった筋肉をやわらかくする

**現在の状態**

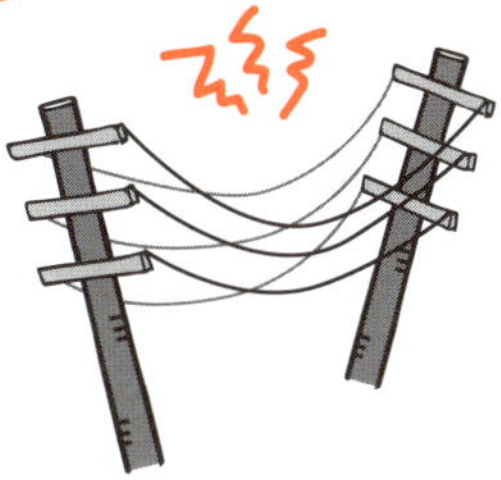

筋肉（電線）は硬く凝り固まり、骨格（電柱）もゆがんでいる

**マッサージなどで筋肉をやわらかくする**

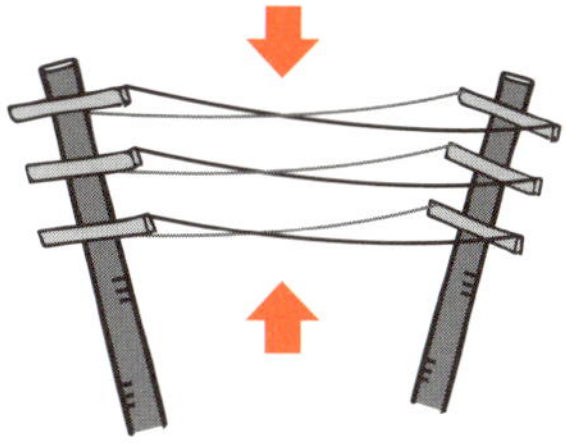

筋肉（電線）はきれいになったけれど、骨格（電柱）はゆがんだまま

**しばらくすると**

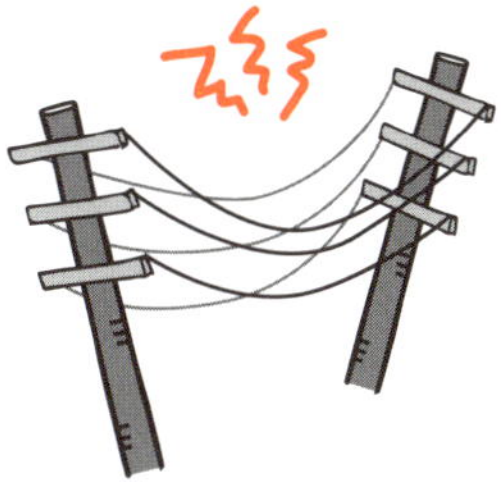

もとの状態に戻ってしまう

り固まり、再び痛みが出てきてしまう。

## B 骨を正しい位置に戻す

筋肉をほぐすと、一時的に痛みが治まることはわかりました。

でも、時間が経つとぶり返してしまうのが問題です。できれば、2度と痛みが出ないように、根本的に治したいですよね。

では、腰痛がぶり返さないようにするには、どうすればいいのでしょうか？

答えは簡単です。「**曲がってしまった骨を正しい位置に戻せばいい**」のです。

理由も簡単で、ズレた骨を正しい位置に戻せば、骨にくっついた筋肉も正しい位置に収まるからです。「**腰痛が2度と起こらないようにするためには、骨を本来の正しい位置に戻せばいい**」のです。

次頁の図を見てください。

### 現在の状態

骨盤や背骨（電信柱）がズレてしまっていることで、筋肉（電線）が伸びた

## ☑骨を正しい位置に戻す

現在の状態

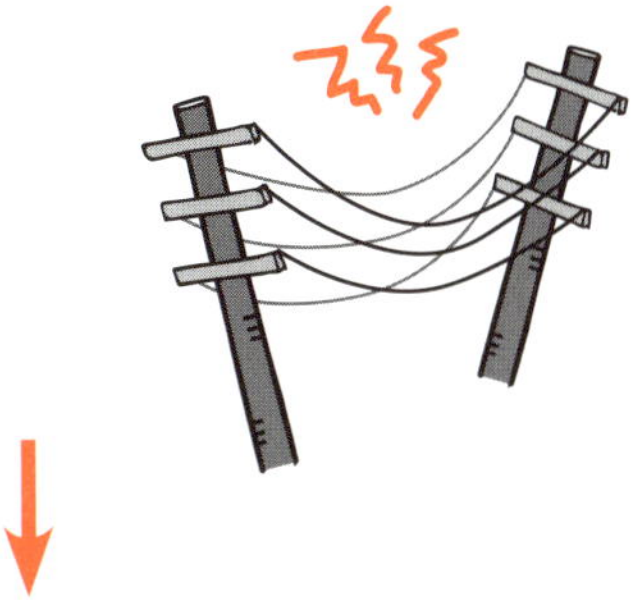

骨格（電柱）がズレていることで、筋肉（電線）が硬く凝り固まっている

骨のズレから治す

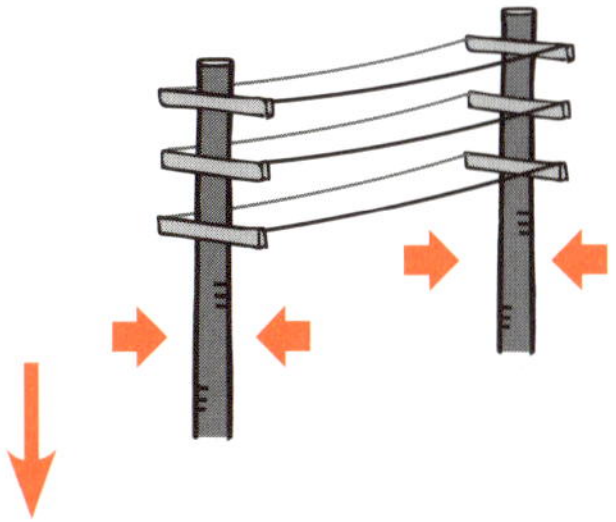

筋肉（電線）も骨格（電柱）もそろい、良好な状態

しばらくすると

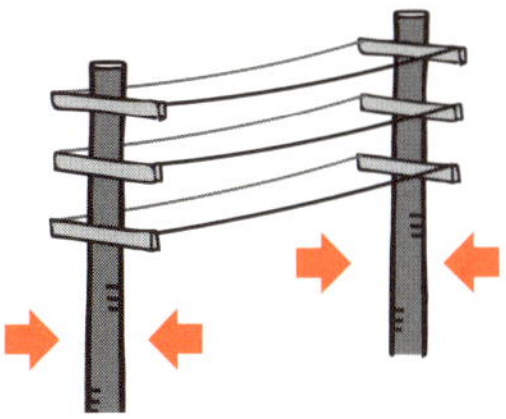

筋肉（電線）も骨格（電柱）もそろい、良好な状態が維持できている

り、収縮して、凝り固まってしまい、腰痛になっている。

骨盤や背骨のズレを治す

ズレた骨を正しい位置に戻してあげることで、骨にくっついた筋肉も正しい位置に収まる。

しばらくすると

骨が正しい位置に収まっているので、筋肉も正しい位置に収まっている。腰痛から解放される。

## 03

**❷ 腰痛ならコルセット、それでもだめなら杖をつけばいい！**

正解は「×」です。

コルセットをすれば、もしかしたら一時的に痛みをあまり感じずに動けるようになるかもしれません。

また、杖の力を借りて歩けば、痛みを感じないで歩けるようになったと感じるかもしれません。

けれど、コルセットや杖の支えがなくなったらどうでしょうか？

実は、しばらくするとまた痛みが出てきてしまうのです。それはなぜかというと、コルセットや杖を使うことは「**〝痛みが出ないためのアドバイス〟であって、腰痛の根本的な解決にはなっていない**」からです。

## 腰痛はなぜ繰り返し出てしまうのか？

「一時的でもいいから痛みが治まってくれれば」という人もいるかもしれませんが、コルセットや杖を頼りにする生活は、腰痛を悪化させることにつながりかねません。

なぜなら、「**コルセットや杖を使うと、本来の姿勢を保つために必要な筋肉を使わなくなり、その結果、正しい姿勢を保つのに必要な筋肉がどんどん減ってしまう**」からです。さらには、筋肉が減ることで体を動かしづらくもなっていきます。そうするとどうなるかというと、「**自分の力だけでは正しい姿勢を保てなくなります**」。

## 正しい対処法 ズレのない、いい姿勢を保つ

杖をつくと、手と足で体を支えることができるので、一時的に腰の負担が少なくなります。しかしその一方で、首や体が曲がってしまうので、ゆがみがひどくなってしまいます。

では、どうして杖を使うと体がゆがんでしまうのでしょうか？

右手で杖を突く人を例に挙げてみましょう。右手で杖を突くと次頁の図のように右の肩が上がり、それにつられて頭も右に傾きます。

これが日常的に続くとどうなるでしょうか？

右足に重心が乗っかった悪い姿勢が続くと、右の肩が上がった状態が「正常な姿勢だと体が形状記憶し、**間違った姿勢で体が固まってしまう**」のです。

つまり、右肩が上がって、頭が右に傾いた状態が〝楽な姿勢〟だと体が覚えてしまうのです。

## 杖（傘）をつく

杖や傘をつくことによって、右肩が上がった状態が「楽な姿勢」になってしまう。

## 杖（傘）を使わないと

このように体が固まってしまった人が、支えである杖や傘を使わなくなると、体が反射的に自然と楽な姿勢になろうとします。つまり、頭が右に傾いた状態になってしまうのです。

☑ **右手に杖をつくと、右肩が上がった状態を正常な姿勢として体が固まってしまう**

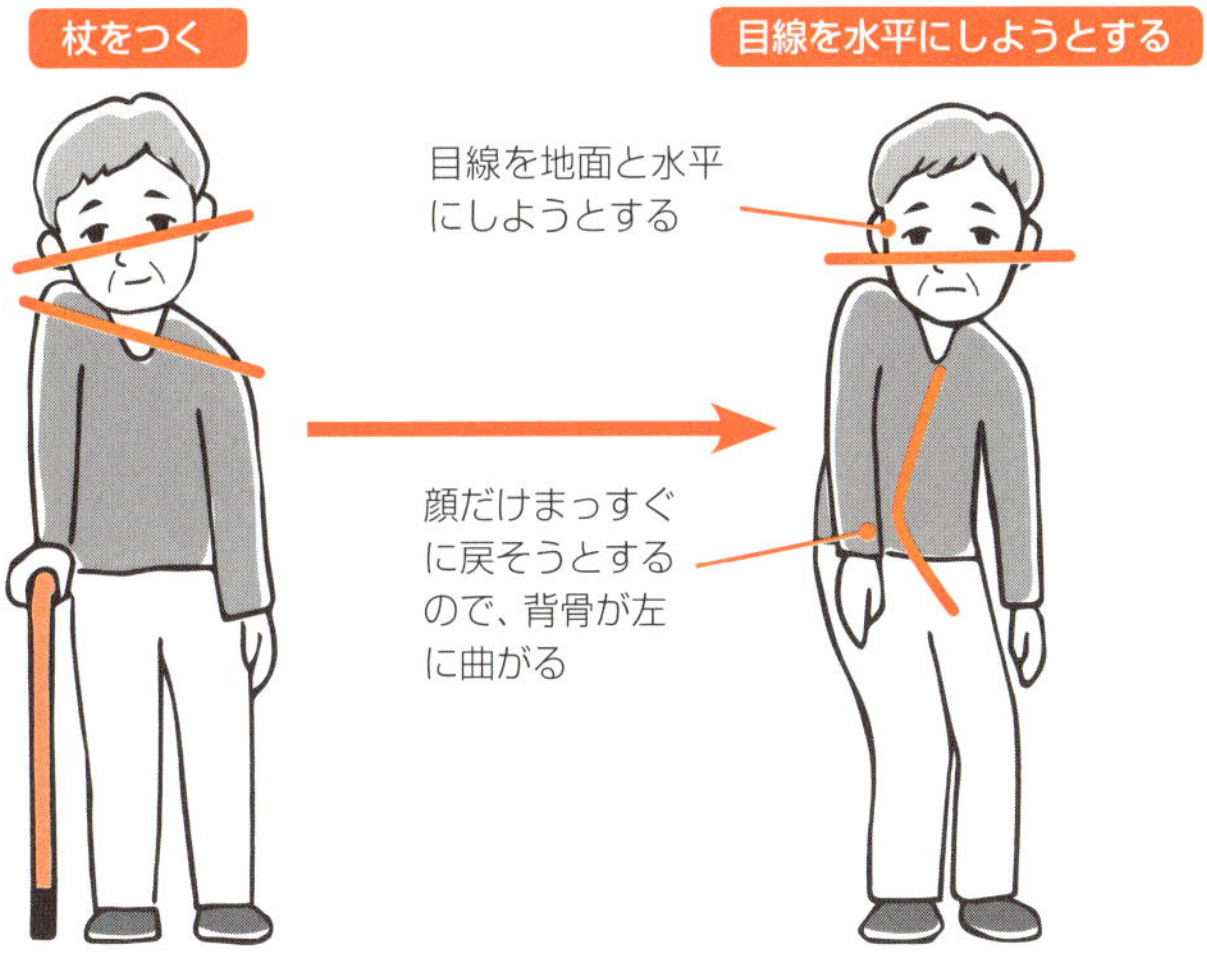

## 目線を水平にしようとする

頭が傾いたままだとものが見づらい。見やすくするためには、目線を地面に水平にしたい。

そのために、人は頭の傾きをなくそうとする。ここで問題なのは、「**楽な姿勢、すなわち右肩が上がって固まったままの姿勢で顔だけまっすぐにしようとする**」ことです。その結果、背骨を左に曲げてしまう。

目線は、地面と水平になっていいのですが、背骨が曲がり、ゆがんだ姿勢になってしまいました（前頁下図）。この「**ゆがみこそが、腰痛の元凶**」になっているのです。

では、腰痛をなくす正しい対処法は何かというと、次の2つになります。

**❶杖やコルセットを使う事態に陥る前に骨のズレを治す**
**❷ズレを起こさない、いい姿勢を保つ**

さらに、「**正しい姿勢を保つのに必要な筋肉を維持するため、第４章以降のストレッチや筋トレなどの適度な運動を取り入れる**」ようにしましょう。

## 04

### ❸ 腰痛になったら安静がいい、それなら寝たきりでいればいい！

正解は「×」です。

これは、実例を交えてお話しします。

ある日、私の整骨院に腰痛に悩む女性がやってきました。長いこと腰痛に悩んでいて、有名な整形外科などに通っていたそうです。レントゲンを撮ったり、いろいろな検査をした結果、痛み止めの薬と湿布を出され、生活上の注意として医師に言われたそうです。

「1カ月分のお薬を出しておきますね。できるだけ腰に負担がかからないようにすごして、また来月受診し

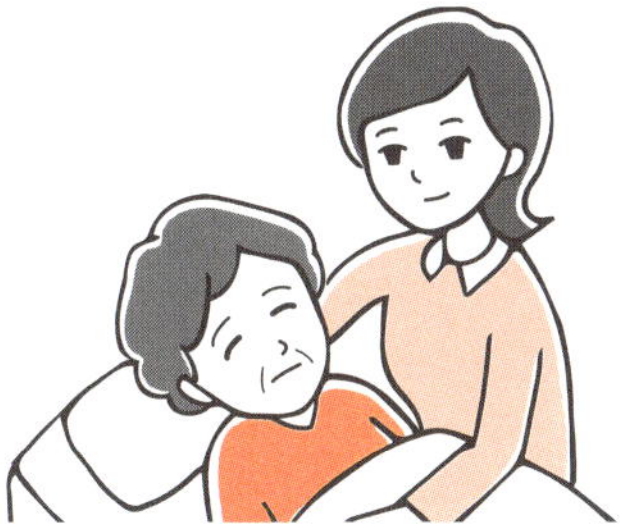

てください」

女性は、医師の指示を守り1カ月間できるだけ動かないように、自宅で安静にしてすごし、翌月、病院を受診しました。

「腰の痛みはどうですか？」と医師に尋ねられた女性は普通に次のように答えました。

「だいぶ痛みが治ってきました。ありがとうございます」

ところが、いつもどおりの生活に戻した途端、また腰の痛みがぶり返してきました。そして悩んだ末に、「何とかならないか」と、私の整骨院にやってきたのです。

ここで、よく考えてみてください。


**安静にしていれば、なぜ痛みはなくなるのか？**

「**安静にしていれば、痛みがなくなるのは当然です**」よね。だって、痛みを生じている腰の骨も筋肉も動かしていませんから。しかし、それは腰痛を根本的に治すための解決方法になっているといえるのでしょうか？

そうではないですよね。「〝安静に〟は、あくまでもアドバイスであって、残念ながら、根本的な解決には結びつくわけではありません」。

それどころか、安静にしていることで、筋肉はどんどん痩せ衰えていきます。さらに、動かずにいるせいで関節が凝り固まり、これまで以上に腰が動かしづらくなってしまうのです。

## 1度ぎっくり腰になると、なぜ繰り返すのか？

ぎっくり腰はクセになるといわれています。

「なぜ何度も繰り返すのかというと、ぎっくり腰の原因である骨盤のズレを治さないままでいるため」です。現在行われている多くの治療は筋にアプローチしているのですが、この方法では骨盤のズレは未治療のままになっています。

そのせいで、くしゃみをするなど、ちょっとしたきっかけで、ぎっくり腰をぶり返してしまうのです。

どういうことかというと、ぎっくり腰になると次頁下図のように骨盤がズレます。このズレのせいで骨にロックがかかったようになり、骨をスムーズに動かせなくなります。

すると、骨が動かないので、骨についた筋肉も、ズレた骨に引っ張られて緊張しっぱなしになったり、収縮したままになってしまいます。

一般的かつ代表的な治療法としてマッサージがあります。マッサージをすると、一時的に筋肉の緊張が取れるので、痛みがやわらぎます。また、鎮痛薬を飲むことでも痛みはやわらぎます。しかし、これらは一時しのぎでしかありません。

しばらくすると、「**ロックされて動かなくなった骨のせいで再び筋肉が引っ張られ、緊張して痛みがぶり返してしまう**」のです。

正しい対処法

## ぎっくり腰は骨盤のズレを治さないと終わらない

「骨盤のズレを治すと、骨のロックが外れて再び骨がスムーズに動き出します」。

骨がスムーズに動けば、筋肉は自由に伸びたり縮んだりできるので、凝り固まることがありません。だから、痛みがぶり返すことがないのです。

つまり、「**腰痛を根本的に治したいなら、安静にするのではなく、骨盤のズレを治して骨がスムーズに動くよ**

☑ 骨盤のズレを治さないと、いつまでもぎっくり腰を繰り返してしまう

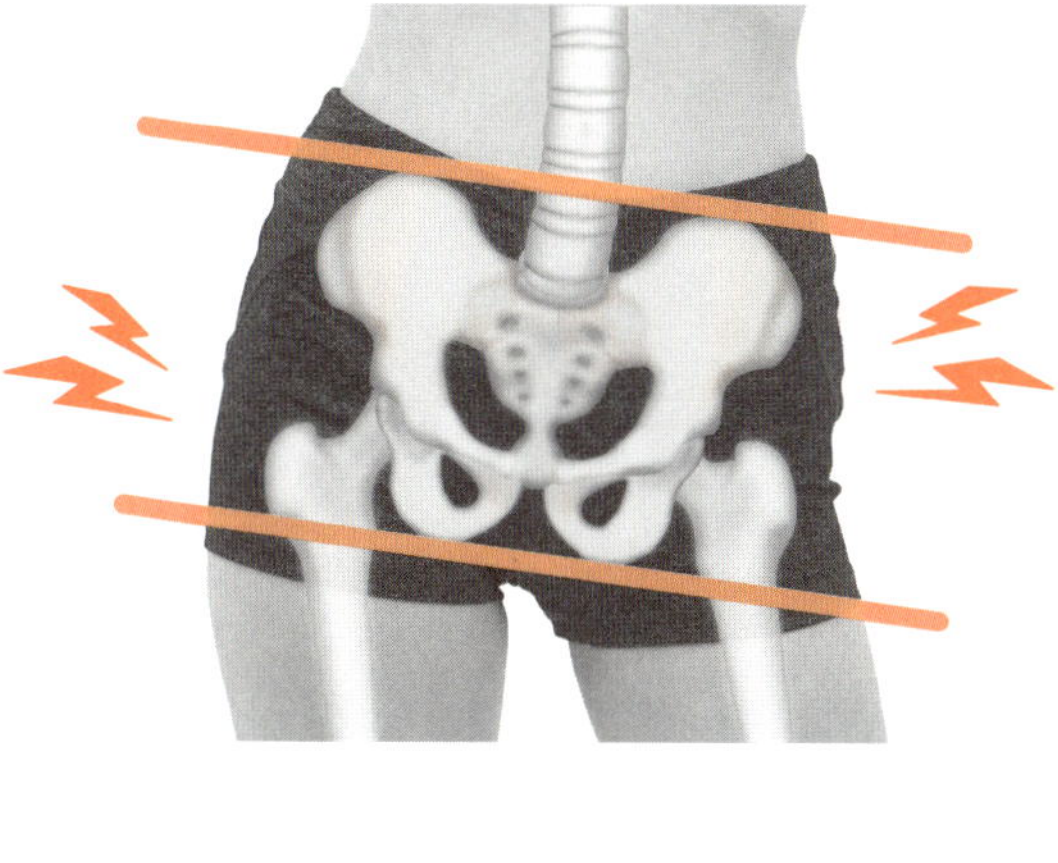

**うにすればいい**」のです。痛みがある部分をできるだけ積極的に動かし、可動性を取り戻しましょう。そうすれば痛みは次第にやわらいでいきます。

# 05

## ❹ 血行をよくするために、温泉やマッサージに行けばいい！

答えは「×」です。

温泉で温まったり、マッサージをして筋肉の凝りをほぐすと、血行がよくなって腰痛がやわらぎますよね。

けれど、これは一時しのぎです。しばらくすると、筋肉がまた硬くなって、痛みが出てきてしまいます。

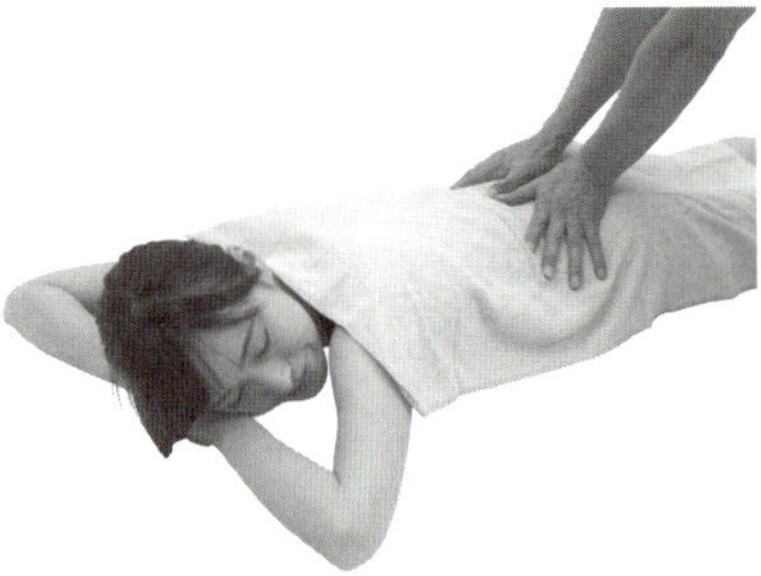

## 正しい対処法
## 正しい姿勢を意識して、同じ筋肉を使い続けない

デスクワークをしている人は、首と腰の張りと痛みに悩んでいます。

毎日1日8時間、下図のような姿勢でデスクワークを続けています。

この人は忙しい職場で、昼休み時間以外はほとんど座りっぱなしでパソコンに向きあっています。

首と腰の筋肉が硬く凝り固まる原因は、デスクワークによって、およそ5キロはある頭を支える首の筋肉、そして上半身を支える腰の筋肉を使い続けているからです。「**いつも同じ筋肉ばかりを使っているから疲れてしまう**」のです。

☑パソコンに向かっているときは、こんな姿勢になりがち

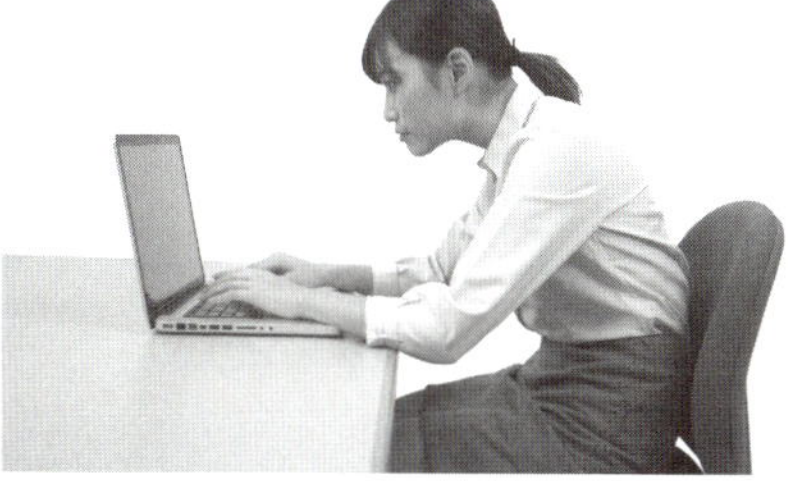

たとえば、その場で60分間直立し続けるのはなかなかつらくてできません。けれど、同じ60分間でも、ウインドウショッピングをしたり、散歩をしたりだったら苦にならないですよね。それどころか、もっと長い時間だって歩き回ることができるかもしれませんよね。この違いは何かというと次の❶と❷の2点です。

**❶同じ筋肉で体を支え続けているのか**
**❷いろいろな筋肉で体を支えているのか**

つまり、筋肉が疲れないようにするには、「筋肉が張ってきた」と思ったら姿勢を変えたり、椅子の背もたれと腰の間にクッションを挟んだりするといった工夫をして、「**体のさまざまな筋肉を使うようにすればいい**」のです。

そして「痛い」というのは、体が「姿勢を変えて！　筋肉が疲労しているよ！」というサインを私たちに送っているからなのです。

そのサインを見逃さずにしっかりキャッチすることです。

**「"痛い"というサインを受け取ったら、正しい姿勢を意識して椅子に座りなおすなど、同じ筋肉を使い続けないようにしましょう」**。

## 06 腰痛を根本的に治すための３つの対策

今まで、良かれと思って実践してきた腰痛対策の中には、腰痛を根本的に治すわけではない方法もあることがわかりました。

### COLUMN

### 骨のゆがみが腰痛の原因なら、腰が曲がってしまったお年寄りはみんな腰痛なのか？

そんなことはありません。

腰が曲がっている。つまり、脊椎にズレがあっても、脊椎の骨に「可動性」があり、自由に骨と筋肉が動かせて、痛みがない状態だったら問題ありません！

ズレがあり、かつ可動性がなくなっている状態になっていたら腰痛を起こすので、ズレを治して可動性を取り戻す必要があります。

だから、「**腰が曲がったお年寄りでも、脊椎に可動性があれば腰痛にならない人もいる**」のです。

ではここで、対症療法ではなく、「**腰痛の原因を根本から取り除く方法**」は次の3つです。

**❶痛みは体の信号でありセンサー**
**❷薬に頼らず、骨のズレを治そう**
**❸骨のズレをなくそう**

では、それぞれの方法を振り返ってみましょう。

## 【❶痛みは体の信号でありセンサー】

「**腰の痛みがあるのは、骨がズレて筋肉が引っ張られたり、骨と骨の間を通る神経が圧迫されたりするため**」です。

痛みは骨のズレがあることを体が知らせてくれているサインです。

体が送ってくれたサインをキャッチしたら、自分が普段している姿勢や、すごし方を振り返って原因を見つけ、違う姿勢をしたり、すごし方を変えたりする工夫をしましょう。

## ❷ 薬に頼らず、骨のズレを治そう

骨のズレを知らせる信号「痛み」を薬で抑え込むことは、実は危険なことです。

なぜなら、「**痛みを感じなければ、人はもっともっとがんばってしまい、その結果骨のズレがどんどんひどくなってしまう**」のです。

腰痛はなるべく薬に頼らず、骨のズレを治すことで取り除くように心がけましょう。

### ❸骨のズレをなくそう

腰痛の原因は骨のズレです。

「**骨のズレを治せば、引っ張られていた筋肉も正しい位置に戻り、圧迫されていた神経の通りもよくなるので、痛みの原因となっていた問題がすべて解決**」します。

そのためにも、骨にズレが起こらないような生活習慣を心がけましょう。

## 07 健康のための4つの要素

腰痛を起こさず、健康な体を維持するために必要なことは4つあります。

### ❶骨のズレをつくらないこと

❷ **バランスのとれた食事**
❸ **質のいい睡眠**
❹ **適度な運動**

これら４つの要素はすべてつながっていて、ひとつでもダメになると、全体のバランスが崩れてしまいます。

もし、**骨のズレがある** ⇓ **腰が痛いから運動ができなくなる** ⇓ **運動をしないと疲れない** ⇓ **睡眠の質が下がる** という悪循環になります。

また、**バランスがとれた食事をしない** ⇓ **体をうまく動かせない** となります。

このように、腰痛にならない健康な体を維持するための４つの要素は、お互いに絡みあっているのです。

## ❶ 骨のズレをつくらないこと

骨のズレは腰痛を起こす元凶です。

骨盤や脊椎のズレは「**よくない姿勢をし続けること**」「**重い荷物を持つこと**」「**激しい運動をすること**」「**睡眠不足**」「**同じ姿勢でいることが多すぎること**」などがきっかけとなって生じます。すると、骨と骨の間が狭まって神経が骨に触れたり、圧迫されたり、また、筋肉が引っ張られて痛みを生じます。

健康を保つためには、骨のズレを起こさないようにすることが大切です。

## ❷ バランスのとれた食事

私たちの体は、さまざまな栄養素を取り込むことでつくられます。食事のバランスが悪いと、栄養に偏りが出てきてしまいます。するとどうなるかというと、下図の桶のようになってしまいます。

　まんべんなく栄養素を吸収しているのが左の桶です。それに引き換え、右の桶は栄養に偏りがあるので、桶の板がデコボコです。

　栄養は桶の1番低い板の高さまでしか取り入れることができず、取りすぎた栄養は桶の中からあふれてしまいます。つまりひとつの栄養素を一生懸命取っても吸収されないということです。

　このことからも、栄養バランスがいかに大切かということがわかるかと思います。

　こうした「**栄養バランスの悪さは、人が**
**〝知識〟や〝嗜好〟で食べ物を選り好みして**

### ☑まんべんなく栄養がとれている場合ととれていない場合

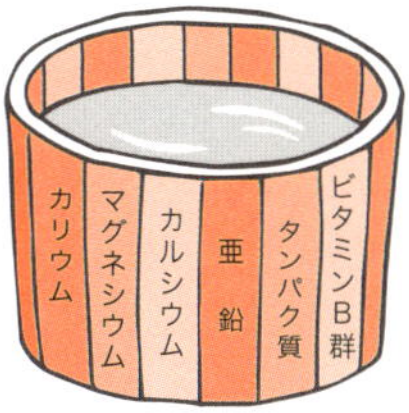


細胞の桶が栄養いっぱいなら、新しい栄養も取り入れられる

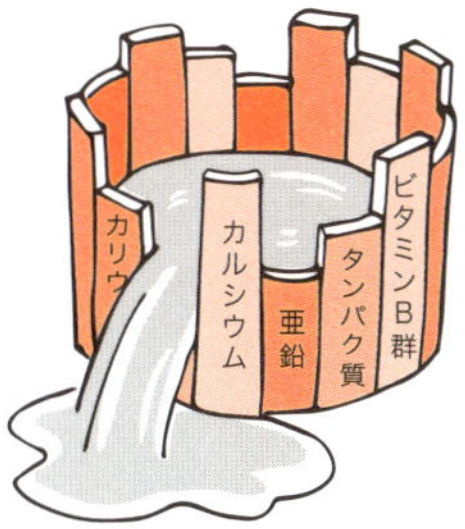


栄養不足の細胞の桶では、たくさんとった栄養も1番低い板の高さまでしか取り入れることができない

**摂取することに起因します**」。

動物が獲物を捕らえる場面を思い浮かべてください。肉食動物はよほどの食糧不足にでもならないかぎり、肉食動物を襲わないですよね。肉食動物は草を食べている草食動物を襲います。そしてまず草食動物の内臓を食べます。内臓には、肉食動物に不足しがちな水分とたっぷりの酵素があるからです。人とは異なり、不足した栄養を本能で選び取って生きているのですね。

ニワトリにも同じ傾向が見られます。ニワトリの前に普通の餌と、貝を砕いたものを置いておきます。ニワトリは、はじめは普通の餌を食べています。そして毎日卵を産みますが、卵を産んでいくと、自分の体にカルシウムがなくなっていくのを感じ取って、ある日から貝の砕いたものを食べるようになります。

このように、動物は体に不足している栄養を敏感に察知して、それを補うように取り込んで生きているのです。

人間も、実は、「**自分の体に不足したものを摂取するということが大切**」です。知識や嗜好による偏った食事を見直し、不足したものを補う食生活を実践してください。特に私たちは、「**たんぱく質をつくるアミノ酸と酵素が不足しがち**」です。これらを多く含む「**果物や野菜の摂取量を、ぜひ1度見直してみてください**」。

バランスのいい食事は、体をスムーズに動かすために欠かせません。そして、よく体を動かすことは、腰痛のない健康な体づくりに不可欠といえます。

## ❸質のいい睡眠

パソコン作業を続ける座り仕事や、カウンターでの接客といった立ち仕事は、1日を通してあまり体を動かすことがありません。そのため、体を動かすことによる疲労が少なく睡眠が浅くなりがちですが、十分に体を休めるためには、やはり質のいい睡眠が欠かせません。

そこでまずは、「**良質な睡眠をとるための睡眠環境を整える**」ことを考えていきましょう。

特に、睡眠は1日のうちで、少なくない時間をすごす行為なので、悪い姿勢で睡眠を続けることは、骨のズレを起こす原因にもつながります。

では、良質な睡眠をとる環境を整えるうえで、特に重要なことは何でしょう。

それは「**枕選び**」です。

いい枕選びのポイントは材質ではありません。「**高さ**」です。よく首のカーブを強調しているものがありますが、これから紹介する「**バスタオルを枕にする方法で十分**」です。

上を向いて寝る人は、後頭部の1番出てい

**お勧めの枕選びのポイント**

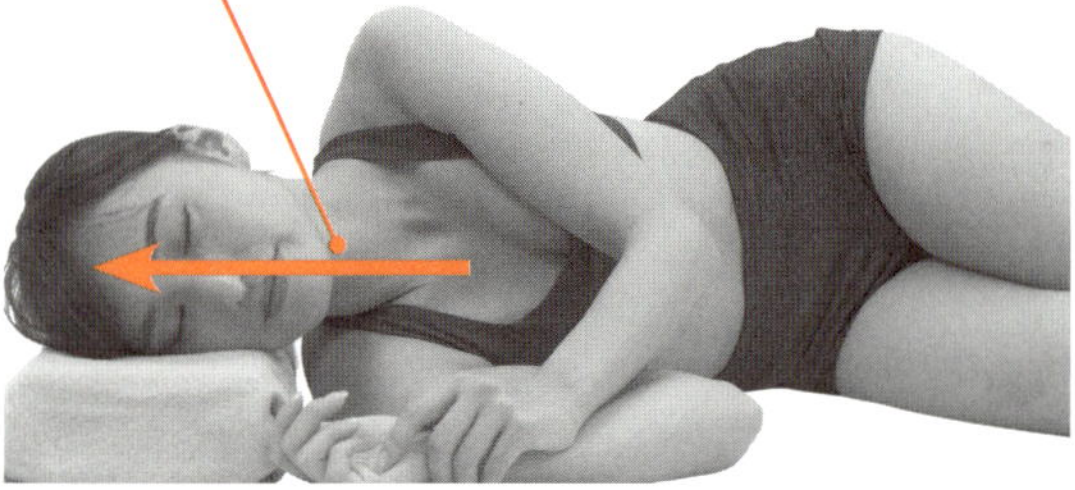

るところに、バスタオル枕をひとつ使います。

横向きに寝る人は、「**枕をした状態で頭から腰までがまっすぐになるような高さの枕を選ぶ**」ように、バスタオル枕を２つ重ねて使います。

もうひとつ大事なことは、「**横になってからは、いろいろと考えごとはしない**」ことです。いろいろなことに思いを巡らせていると、頭に血液が回り、なかなか眠れなくなってしまいます。そのときは1度起きて、いろいろなことを考えなくてよくなったタイミングで再度横になるようにしましょう。

良質の睡眠は、日々の疲れを取り、健康を保つために欠かせません。まずは、すぐにで

### 間違った枕選びのポイント

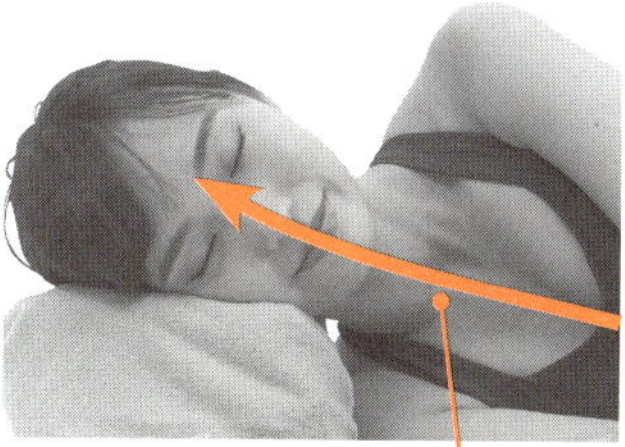

体幹に対して首が
上を向いている

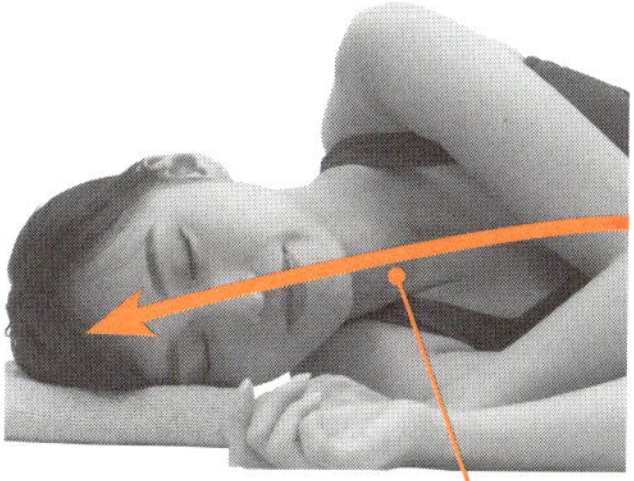

体幹に対して首が
下を向いている

も実践できる寝具などの睡眠環境の見直しからはじめてみましょう。

## 家にあるバスタオル1枚で、誰にでも簡単につくれる腰にやさしい「バスタオル枕」

首や腰にやさしい枕は、何も高いお金を払って買う必要はありません。「**家にあるバスタオル1枚でつくることができます**」（つくり方は次頁）。

しかも、「**バスタオルで寝ることができると、旅先どこに行ってもバスタオルで自分にぴったりの枕をつくることができるので便利**」です。

現在使っている枕が高すぎたり、低すぎたりするようだったら、ぜひ挑戦してみてください。

もし、このバスタオルの枕を使ってみて「高すぎる」「低すぎる」などの違和感があって眠れない場合は、首に異常があるかもしれません。1度かかりつけの医師に相談してみてください。

## ☑バスタオル枕のつくり方

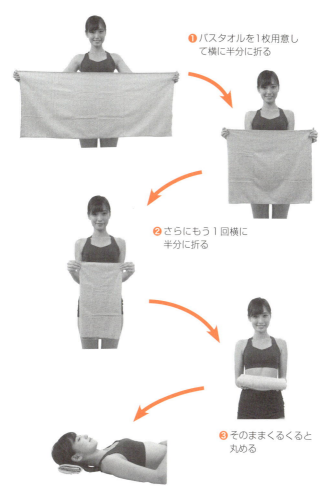

❶バスタオルを1枚用意して横に半分に折る

❷さらにもう１回横に半分に折る

❸そのままくるくると丸める

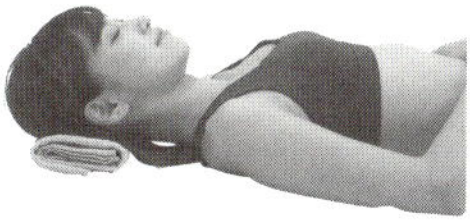

## ❹適度な運動

適度な運動は、腰痛を防ぎ、正しい姿勢を保つ筋肉を維持するために欠かせません。

高齢の人は、「**ストレッチ**」と「**歩くこと**」からはじめてみましょう。

もし歩くのがつらいほど痛みがある場合には、決して無理することはありません。痛みが治まってから開始するようにしてください。

それ以外の人は、「**ストレッチ**」「**歩くこと**」に「**筋トレ**」を加えてみましょう。

腰痛を防ぎ、健康を保つのに役立つ運動については、『第4章　腰痛を自分で治す「腰痛改善・基本ストレッチ」』（97頁参照）、『第5章　腰痛を予防する筋力強化トレーニング』（127頁参照）で詳しく紹介しています。

第3章

# 生活習慣を見直せば腰痛は治る

どんな姿勢が悪い姿勢なのか、理解できましたか？

では、悪い姿勢はどうしたらいい姿勢になるのでしょうか。

答えは、生活習慣の中に腰痛の原因が隠れています。

仕事中はもちろん、自宅でくつろいでいるときも、気をつけてほしいことをまとめたので、普段の生活の中で注意しながら、姿勢を改善していきましょう。

## 01 腰痛＝生活習慣病⇒生活を変えたら治る？

かつて「**成人病**」という言葉がありました。糖尿病や脂質異常症などを指す言葉で、これらの疾患が、40歳代以降くらいの働き盛りの成人に多くみられる疾患だったことから、このように呼ばれていました。しかし「成人病」の発病には食生活や運動などの生活習慣が大きく関与することがわかり、成人だけではなく子どもにもみられるようになったことから「**生活習慣病**」という名前に改称されました。

実は、腰痛も生活習慣病です。日々のすごし方や体の使い方、特に姿勢が骨のズレを引き起こし、腰痛を招く原因となっているのです。

こう患者さんにお話しすると、腰痛の治療に訪れた人の多くは「普通にすごしていて、何も体に悪いことはしていませんよ」と言うのですが、よくよく話を聞いてみるとやはり普段の生活の中に原因が潜んでいる場合がほとんどです。

しかし、これは裏を返せば、「**日々のすごし方さえ気をつければ、腰痛を防げるし、腰痛を改善することもできる**」ということです。

## 02 腰痛になってしまう、腰痛を悪化させる生活習慣

日常生活の中で、腰痛になってしまうとか腰痛を悪化させる生活習慣というのは、大きく分けると、**座りながら**・**寝ながら**・**ひじをつきながら**の3つになります。

ではその3つを、次頁から具体的に見ていきましょう。

腰痛を悪化させる原因として、ほかにも「**寝不足**」や「**長時間の同じ姿勢**」などが挙げられます。

☑長時間の同じ姿勢も腰痛を悪化させる

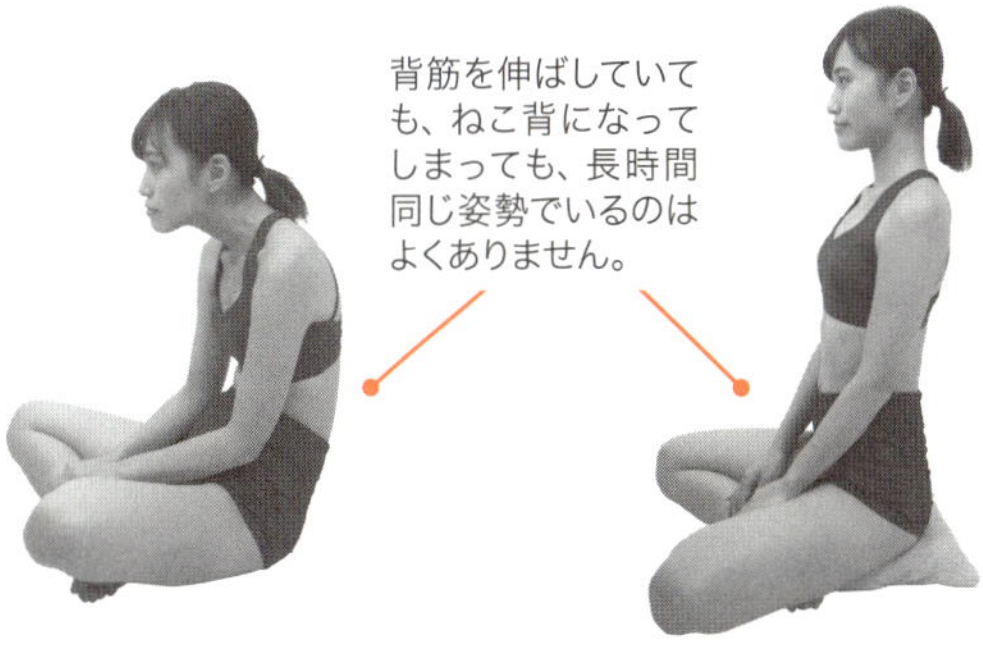
背筋を伸ばしていても、ねこ背になってしまっても、長時間同じ姿勢でいるのはよくありません。

## 腰痛を悪化させる生活習慣 座りながら編

| | |
|---|---|
| 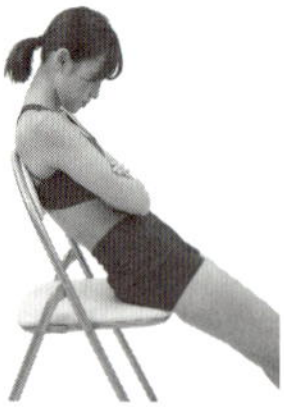 | ・乗り物に乗っているとき、腰が自然に描くカーブがなくなってしまうようなこんな姿勢で、座ったり寝たりしていませんか？<br>・職場のミーティングでほかの人が発表しているとき、こんな姿勢で聞いていませんか？ |
| 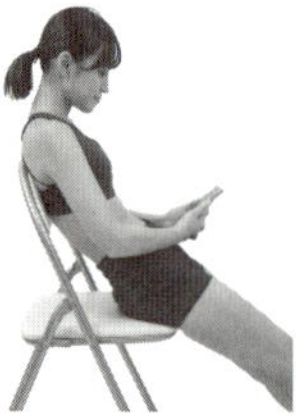 | ・電車の中でスマホをいじっているとき、こんな姿勢になっていませんか？<br>・自宅のソファでくつろいでいるとき、こんな姿勢になっていませんか？ |
| 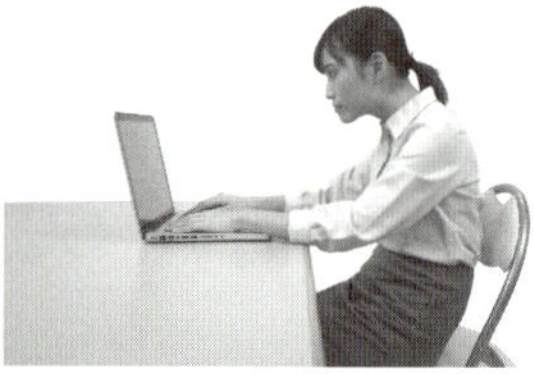 | ・PC作業中、モニターが目線より下にあって、こんな風にねこ背でキーボードを打ち続けていることありませんか？ |
| 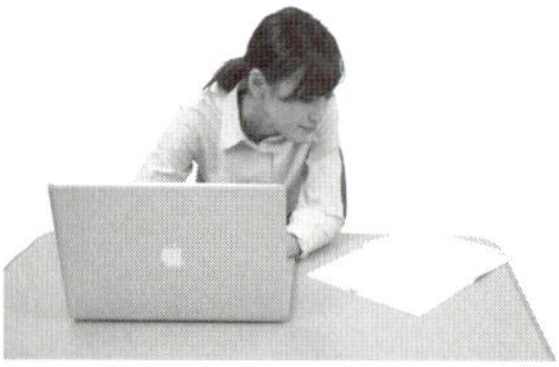 | ・書類を見ながら入力作業をするとき、いつも同じ方向に首をひねり続けていませんか？ |

## ☑ 腰痛を悪化させる生活習慣 寝ながら編

| | |
|---|---|
| 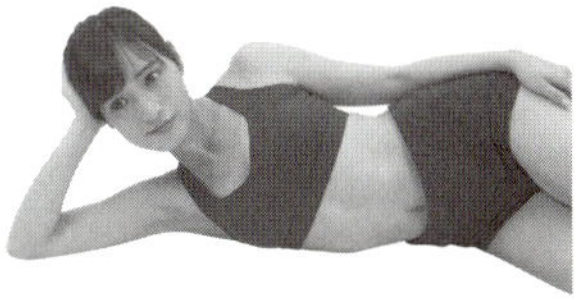 | ・こんな格好でテレビを見ていませんか？ |
| 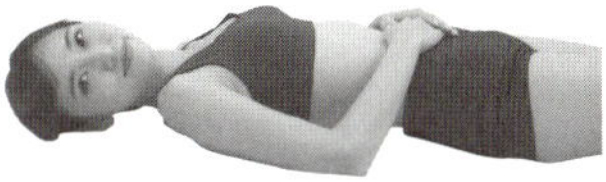 | ・こんな格好でテレビを見ていませんか？ |
| 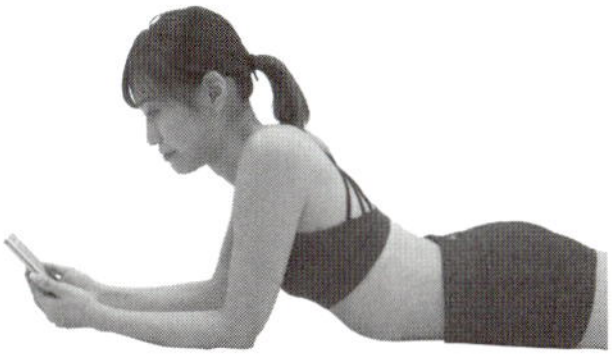 | ・リラックスタイムに、腹ばいになってスマホをいじったり読書をしていませんか？ |
| 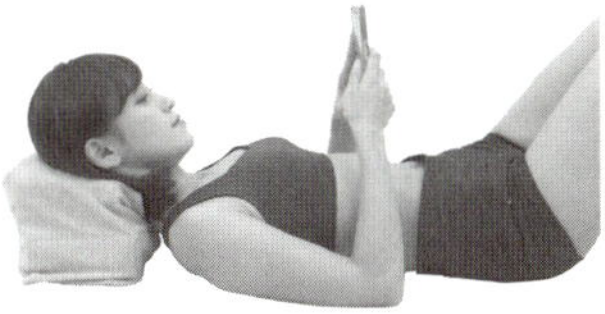 | ・寝ながら何かすると楽なので、枕を高くして、このままテレビを見続けたり、スマホをいじっていて寝落ちしてしまうことはありませんか？ |

## ☑ 腰痛を悪化させる生活習慣 ひじをつきながら編

| | |
|---|---|
| 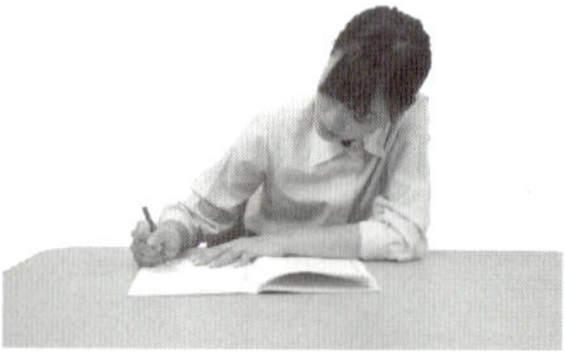 | ・片ひじをついて書き物や読書をしていませんか？ |
| 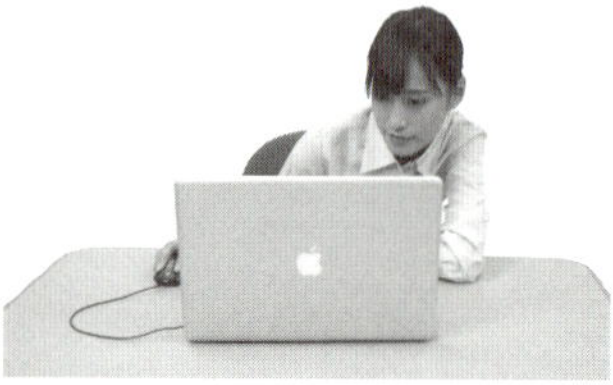 | ・片方のひじに体重をかけて、マウスを操作したり、何かの作業をしていませんか？ |

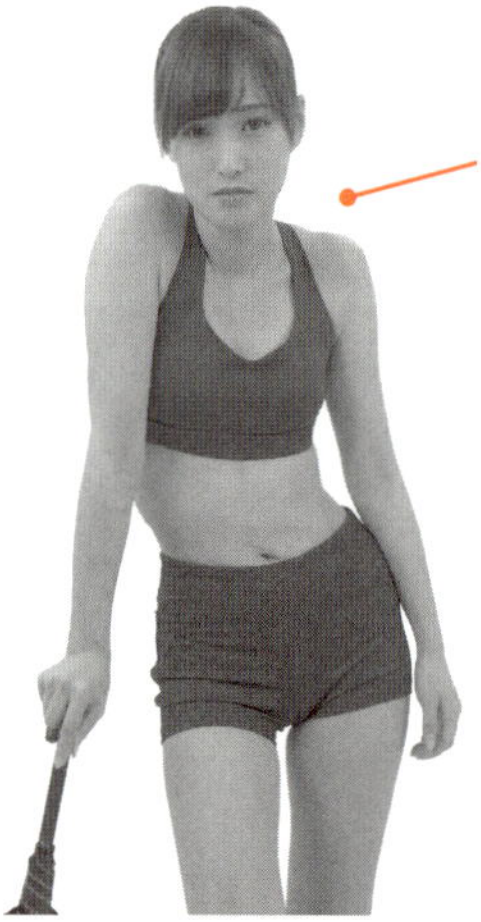

このように、右手に体重を強くかけることで、体全体にゆがみができてしまいます。

## 03 腰痛にならない、腰痛が悪化しない生活習慣

腰痛にならない生活習慣はとてもシンプルです。「**正面から見たときに、まっすぐになる姿勢を心がけるだけ**」です。

「腰痛になりたくない」「腰痛をやわらげたい」と思う人は、普段の生活のさまざまなシーンで、「**正面から見てまっすぐな姿勢**」になることを意識しながらすごすようにしてみてください。

このとき注意したいのは、「**いくら正しい姿勢だからといって、そのまま何時間も同じ姿勢でい続けることがないようにする**」ことです。同

☑正面から見たときに、まっすぐになる姿勢を心がける

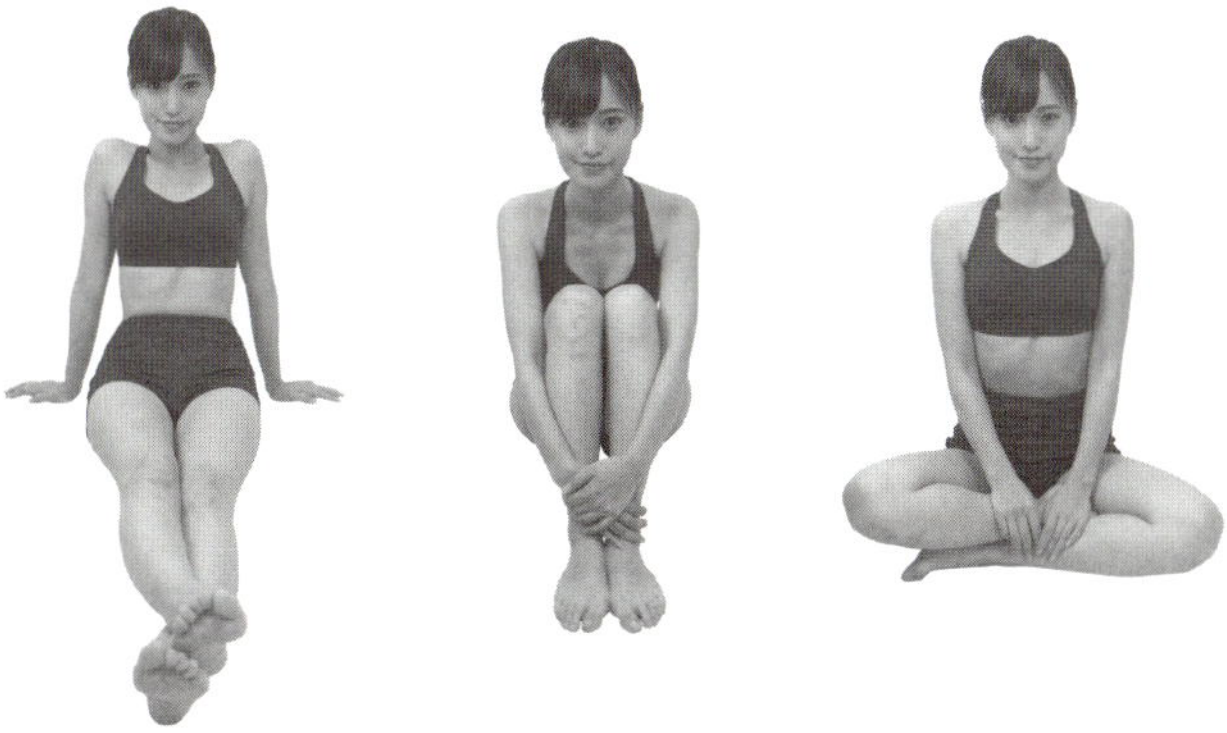

じ姿勢でいると、同じ筋肉と同じ関節に負担をかけ続けることになるので、正しい姿勢とはいえ、やはり負担がかかってしまうからです。

たとえば、ソファに座りながらDVDを2時間鑑賞するとしたら、単純にその姿勢が「**〝疲れたな〟と感じたら、床に座ったり、ときどき姿勢を変えて、体にかかる負担を分散させる**」ようにしましょう。

## 04 正しい姿勢ですごすためのヒント

「解決 パソコン作業をしているとき、ねこ背になってしまう人」

解決法は、次の2つになります。

❶ イスを下げてモニターと目線が同じ高さになるようにする
❷ モニターの下に台を置いて、モニターと目線の高さを同じにする

❶でも❷でも、可能なほうでかまわないので、調整すると背筋がピンと伸びて腰への負担がなくなります。

さらに3つ目の方法として、「**長時間同じ姿勢になった場合は、ときどき立ち上がって腰の前屈、後屈をして体を動かしてから、再び仕事に取りかかる**」ようにすると、腰への負担が軽減します。

### ☑パソコン作業をしているとき、ねこ背になってしまう人の解決方法

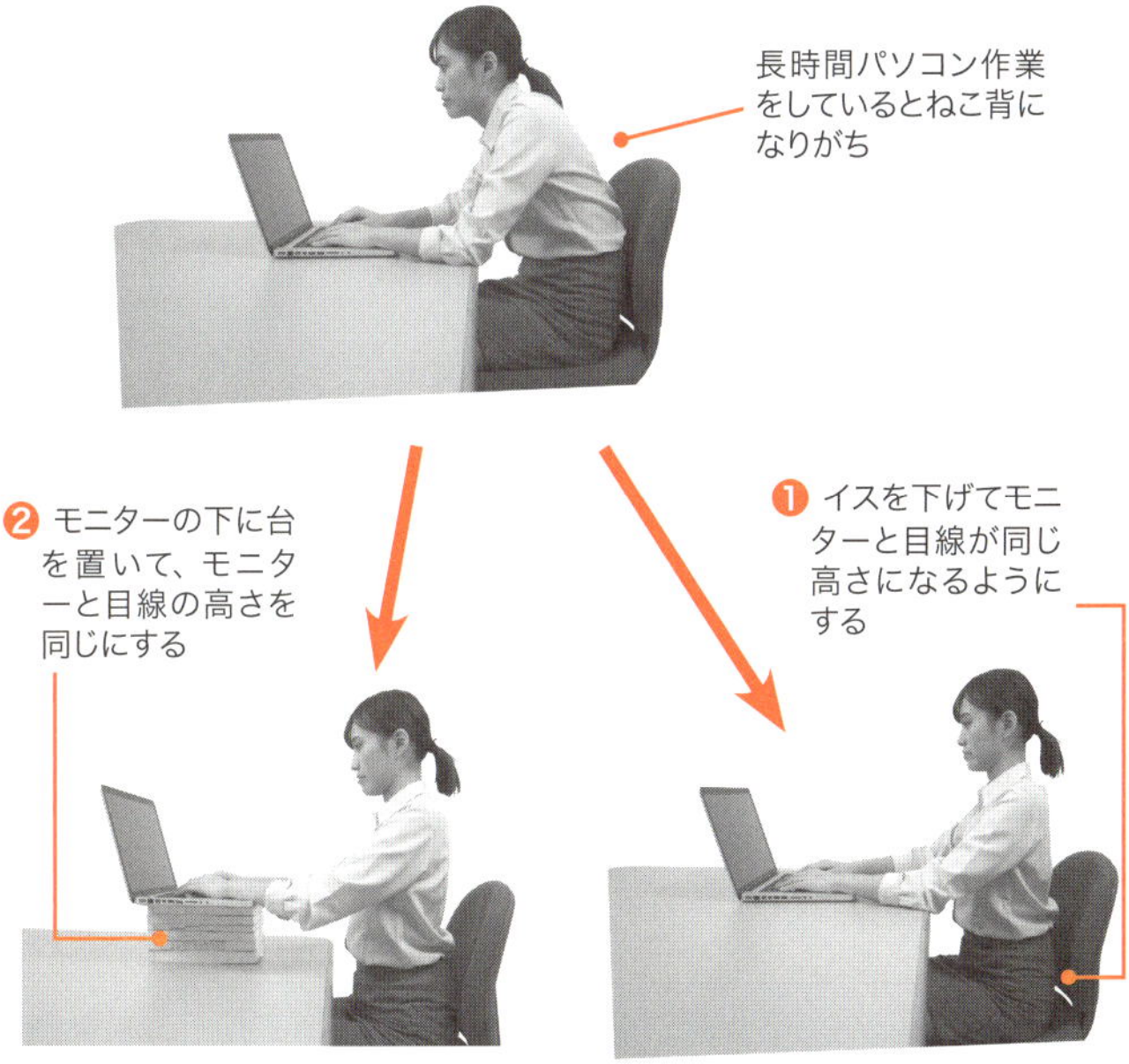
長時間パソコン作業をしているとねこ背になりがち
❷ モニターの下に台を置いて、モニターと目線の高さを同じにする
❶ イスを下げてモニターと目線が同じ高さになるようにする

## 解決 長時間同じ姿勢で入力作業をしている人

いつも同じ方向にある書類を見ながら入力作業をしていると、首から背中が曲がってしまいます。

そんなときは、座り方を変えてみましょう。普段は次頁図の❶のように、パソコンに向かって足を正面にして座っているとします。腰が疲れてきたら、今度は書類を置いてある方向に足と体全体を向けて、座り直してください（次頁図❷）。

そうすると、体を左にひねっていた姿勢から右にひねる姿勢へ変えることができます（次頁下図❸）。

このように、パソコンを使うことが多い人は、知らず知らずのうちに同じ向きばかりに体を捻っていることがあります。こんなところにも腰痛の原因があるのです。

## ☑長時間同じ姿勢で入力作業をしている人の解決方法

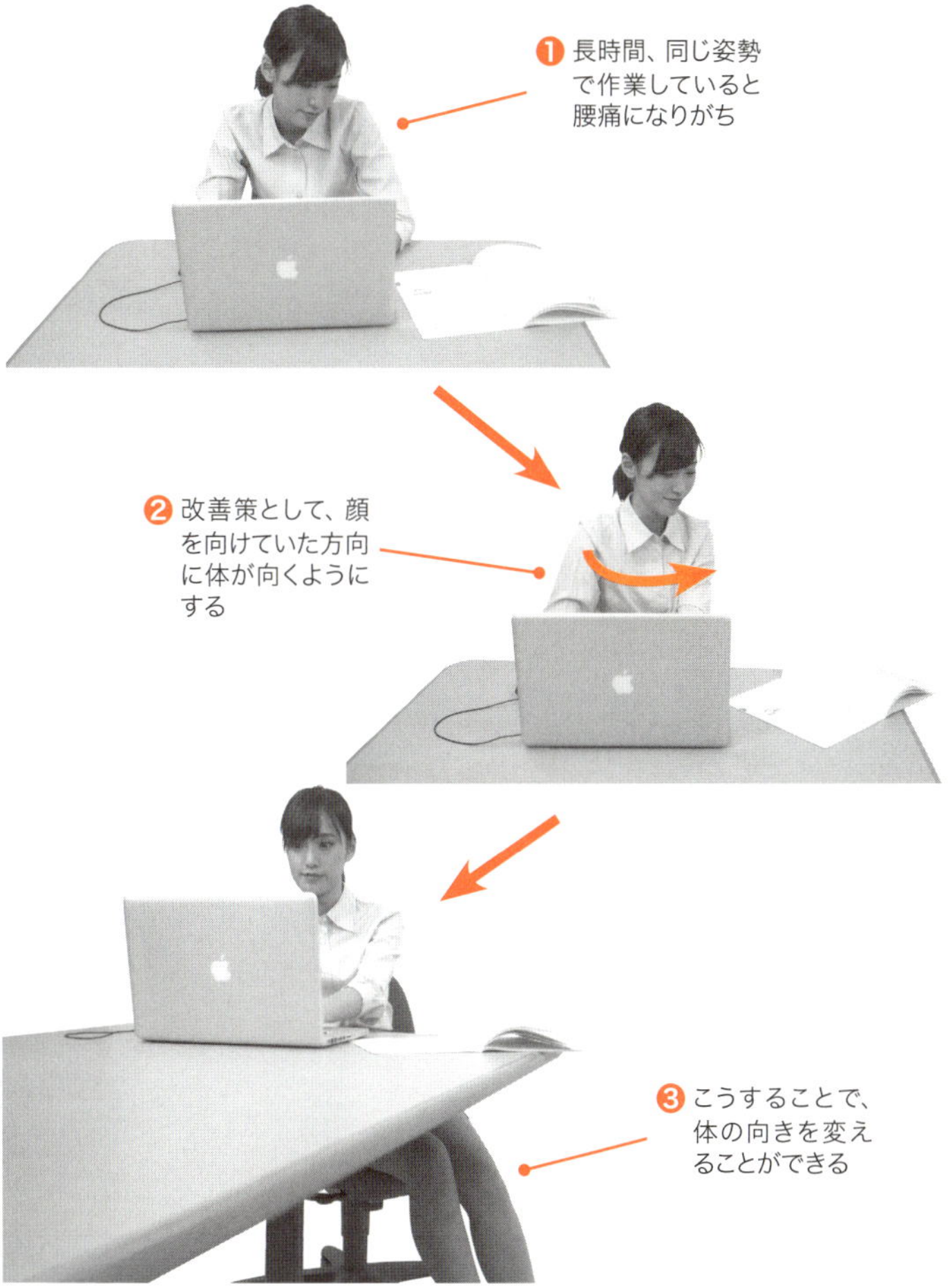
❶ 長時間、同じ姿勢で作業していると腰痛になりがち
❷ 改善策として、顔を向けていた方向に体が向くようにする
❸ こうすることで、体の向きを変えることができる

## 解決 書き物をするときひじをつくのがクセになっている人

よく、下図の左側のように机に向かったときに、ひじをつく人がいます。この姿勢も腰に負担をかけるので、ひじをついてしまうのがクセになっている人は、ひじの代わりに手のひらを机に置くようにしてみてください（下図右）。

ひじではなく手のひらをつくことで、首と肩が水平になり、腰がまっすぐになります。簡単にお話しすると、「**ひじをかけると、肩の高さが変わり、首が傾いてしまう**」ということです。首が傾くと骨盤に体重がまっすぐに乗らなくなります。

☑ ひじではなく手のひらをつくようにする

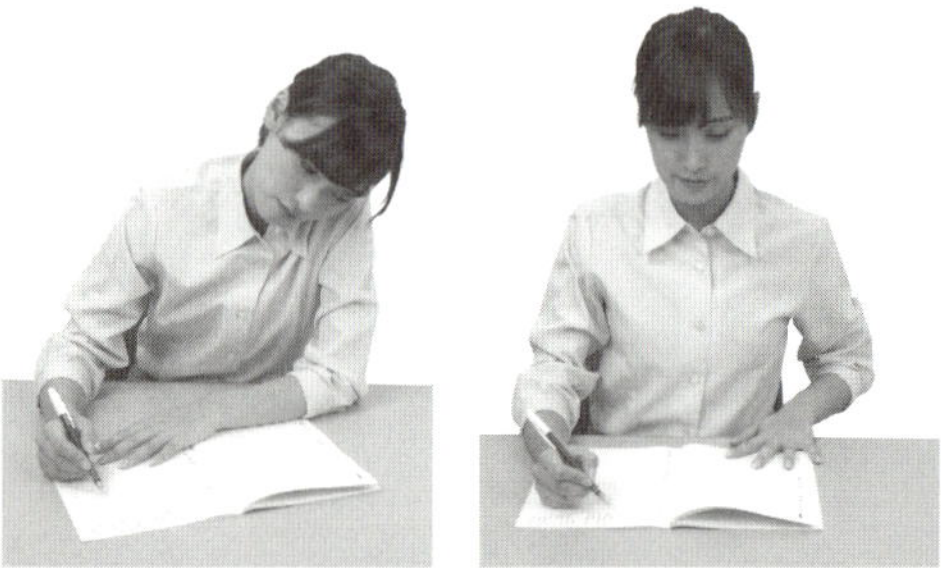

第4章

# 腰痛を自分で治す「腰痛改善・基本ストレッチ」

腰痛に関連している、凝り固まった筋肉は伸ばさなくてはいけません。

この章では、腰痛を軽減することを目的としたストレッチを紹介します。

長時間同じ姿勢でいるときなど、合間合間にやるようにしてみてください。

長時間車を運転したり、長時間座ったままの姿勢が多い人は、疲れたと思ったらドンドン試してみてください。

## 01 腰痛の元凶は、骨盤やその上にある脊椎のズレ！

骨のズレが、筋肉を不自然に伸びたり縮んだりした状態にすることで、本来の柔軟性を失わせて凝り固まらせ、痛みを起こします。

だから、腰痛を治すためには「**骨のズレをつくらないこと**」と「**腰の可動性を保つこと**」が大切です。

骨のズレをつくらないためには、生活習慣の見直しが有用であることは前章でお話ししました。では、ズレのせいで凝り固まり、動かしづらくなった体をスムーズに動かせるようにするには、どうすればいいのか。それは、「**腰の可動性を取り戻すためのストレッチをすること**」です。

## 02 事前注意 ストレッチをする前に知っておいてほしいこと

## 「どのストレッチをすればいいの？」

基本的には、本書でご紹介するストレッチをこなしてください。ストレッチはすべてのメニューをこなさなくても大丈夫です。「**今現在痛いと思うところに響いたり、気持ちいいと感じるストレッチを中心に実践**」してください。

## 「どのくらいストレッチをしたらいいの？」

痛みがひどかったら無理する必要はありません。適切なストレッチの量には個人差があるので、「**ストレッチをした翌日に痛みや不調がない程度のストレッチが適量**」となります。ストレッチをした翌日には、自分の体に違和感がないかどうか必ずチェックしてください。

もし「**翌日にストレッチの疲れが持ち越されていたら、ひと晩の睡眠で体が**

**回復しきれていない証拠**」です。つまり、ストレッチをがんばりすぎてしまったという体からの危険信号です。

「**翌朝目覚めたときに、すっきりとその日1日を痛みや不調なくすごせるくらいのストレッチ量を見極めて、調整しましょう**」。

## ストレッチの目的って何？

ここでお話しするストレッチの目的は、「**ストレッチによって、腰を前後左右に動かせるよう、可動性を取り戻すこと**」です。

可動性が失われ、痛みが生じている部分の凝り固まった筋肉をストレッチで伸ばせば、再び血液がスムーズにめぐるようになり、痛みがやわらぎます。

パソコンで仕事をしている人は、長時間座っていることになります。そうすると、この姿勢を維持するための筋肉しか使わないことになります。使っている筋肉も伸ばすことがないばかりか、使わない筋肉はどんどん衰えていきます。

体の筋肉のバランスは崩れていく一方なのです。

また、各関節の可動域も制限されてしまいます。

農家の人は腰を曲げた作業が多いので、腰が曲がってしまうのと同じことです。腰が曲がった人は、腰を前に曲げることは得意ですが、腰を後ろに反ることはまったくといっていいほどできなくなってしまいます。これは前かがみの姿勢がとても多く、腰を後ろに反ることをしてこなかったからなのです。

体を動かさないでいると、❶各関節の可動域を制限してしまう、❷筋力が低下する、❸筋肉の伸縮がなくなることで血液循環が悪くなるといったことが起きます。これらが腰痛の原因となるのです。

長時間同じ姿勢をしている仕事にかぎらず、長時間の車の運転など、同じ姿勢を長時間するときには、これらのことを頭に入れて注意してください。合間でいいので、第４章に掲載しているストレッチをやって、やわらかい体を維持するようにしましょう。

# 椅子を使って腰そらし

こんなシーンで実践

テレビでCMが流れているなど、ちょっとしたすきま時間に

［ 基本姿勢 ］

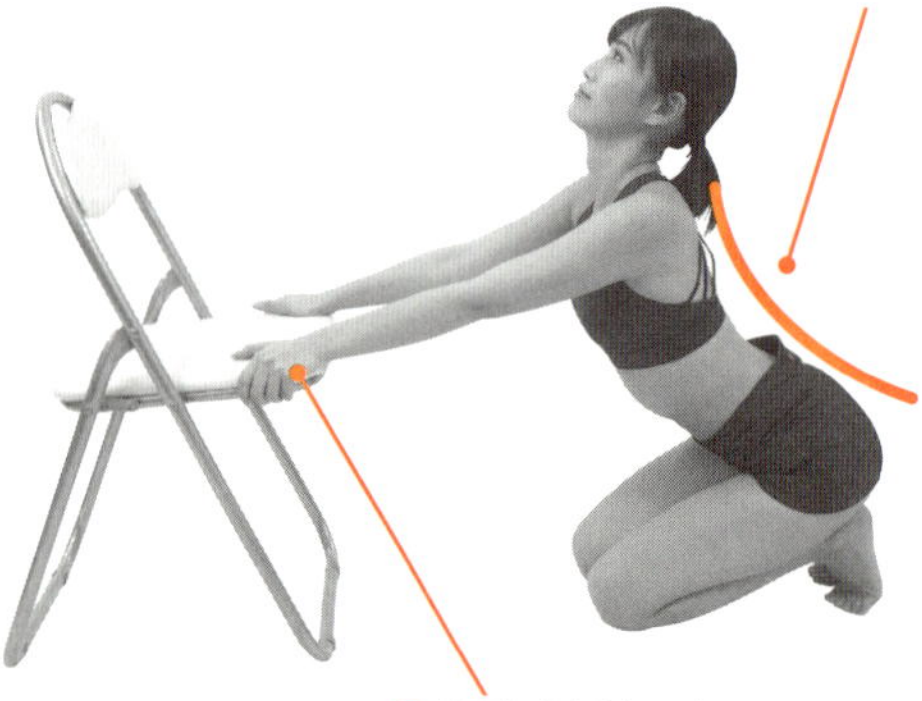

❷背中をしっかりそらす
❶椅子に両手をつく


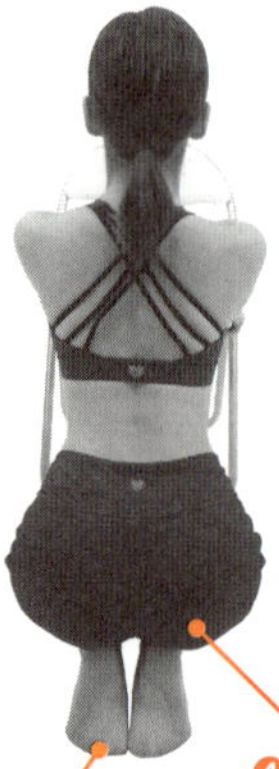

❹かかとの上にお尻を乗せる
❸正座をしてつま先を立てる

## [ 腰をそらす ]

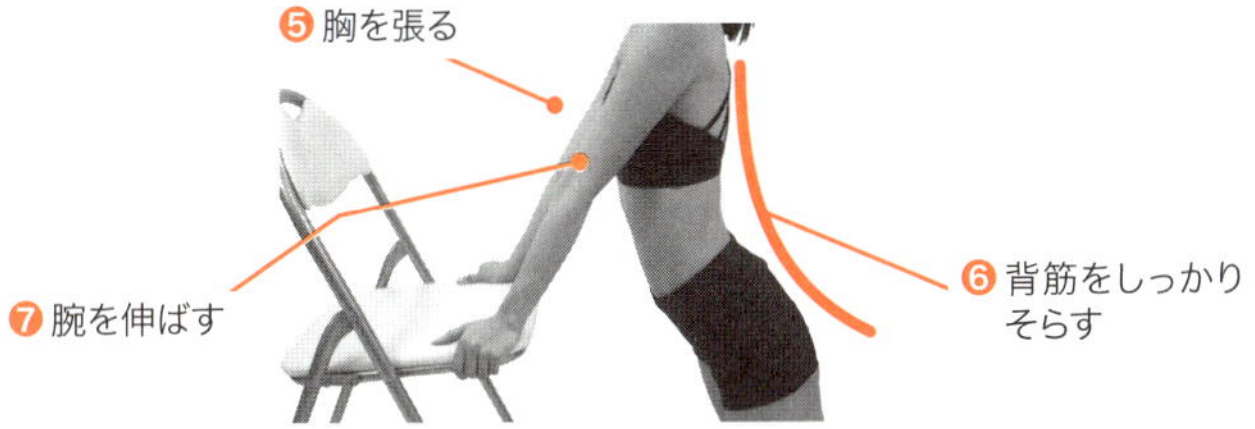
❺胸を張る
❼腕を伸ばす
❻背筋をしっかりそらす

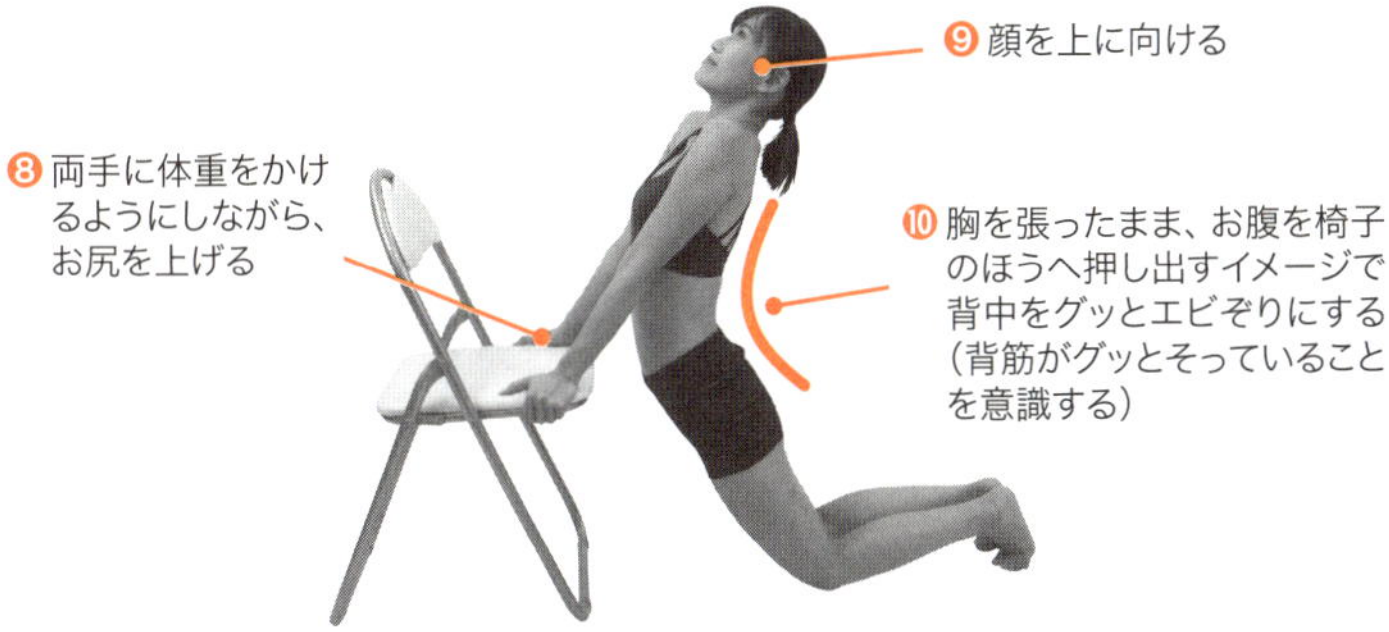
❾顔を上に向ける
❽両手に体重をかけるようにしながら、お尻を上げる
❿胸を張ったまま、お腹を椅子のほうへ押し出すイメージで背中をグッとエビぞりにする（背筋がグッとそっていることを意識する）

⓫基本姿勢に戻り、10回繰り返す

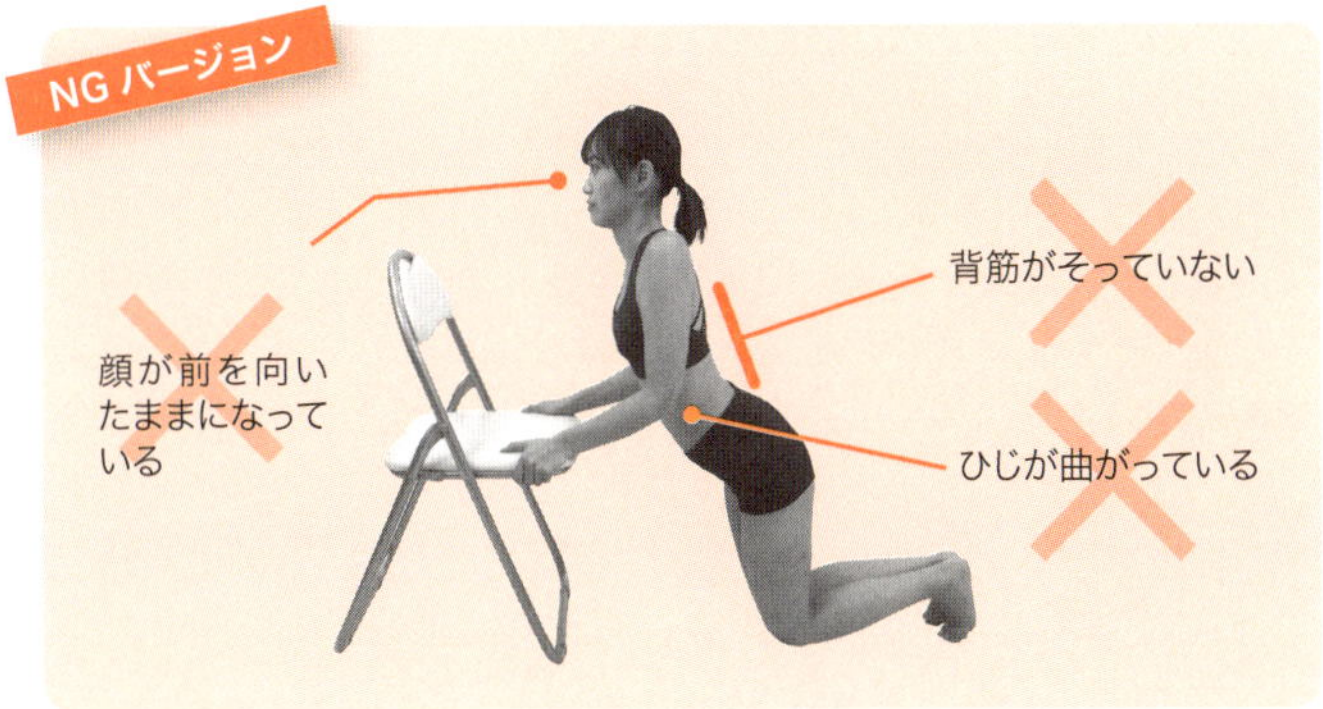
NGバージョン
顔が前を向いたままになっている
背筋がそっていない
ひじが曲がっている

# テーブルに手をついて腰をツイスト

こんなシーンで実践

オフィスや自宅で、ちょっとした合間に

## [ 基本姿勢 ]

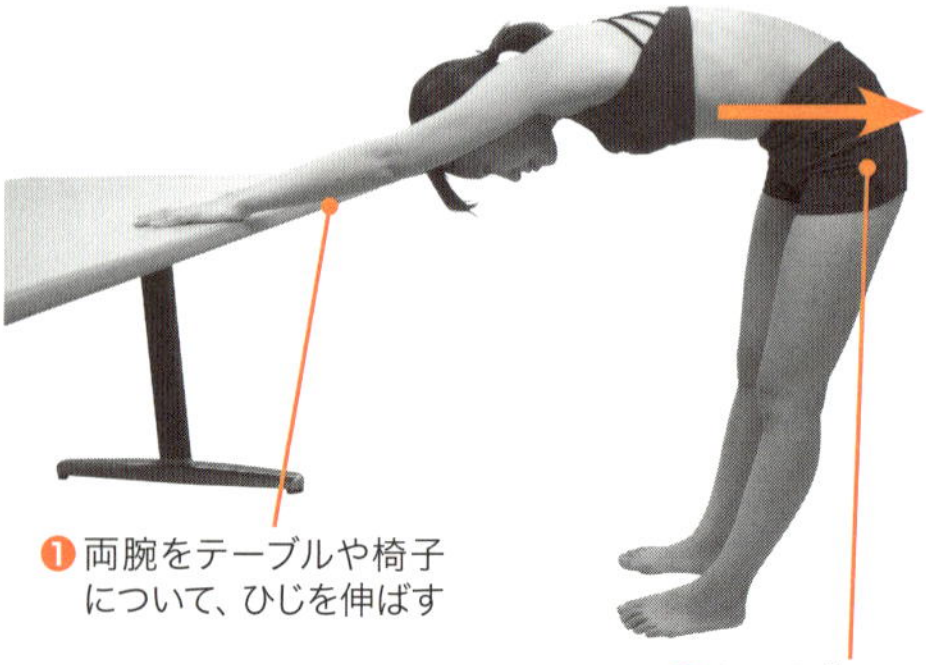

❶両腕をテーブルや椅子について、ひじを伸ばす
❷お尻を後ろへ突き出す


## [ 腰を左右にひねる ]

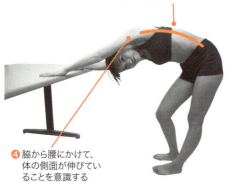

❸椅子やテーブルに手をついて、腰を左右にひねる
❹脇から腰にかけて、体の側面が伸びていることを意識する

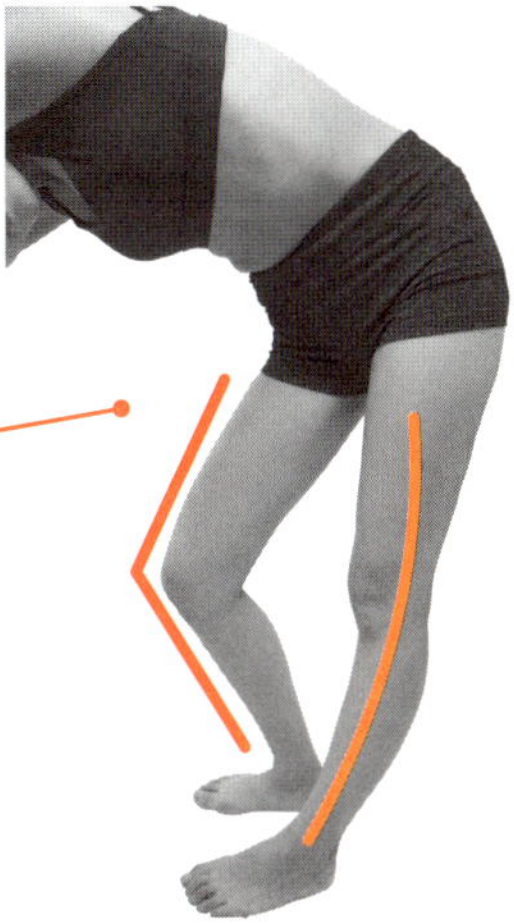

❺ポイントは、顔を向けるほうのひざを伸ばして、反対側の足は曲げる

❻基本姿勢に戻り、10回繰り返す

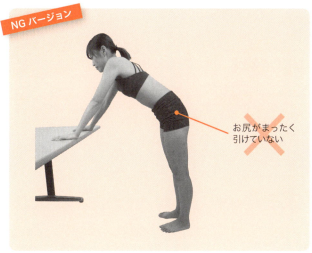

NG バージョン

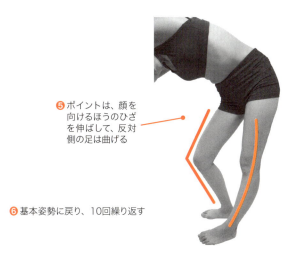

お尻がまったく引けていない

腰痛改善・基本ストレッチ 3

# テーブルや椅子を使ってエビぞり

こんなシーンで実践

オフィスや自宅で、ちょっとした合間に

## [ 基本姿勢 ]

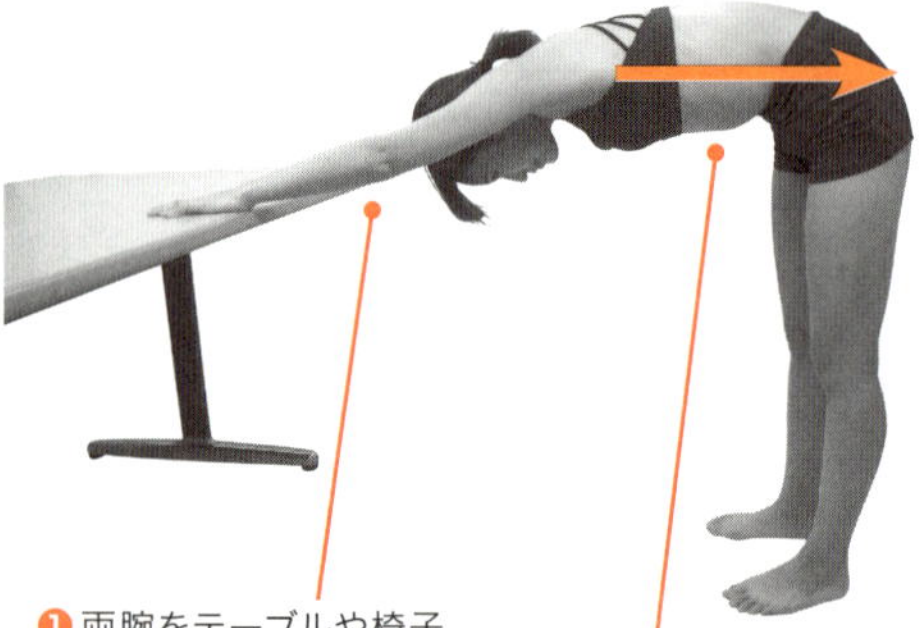

❶ 両腕をテーブルや椅子について、ひじを伸ばす

❷ お尻を後ろへ突き出し、背中をまっすぐにする

**NG バージョン**

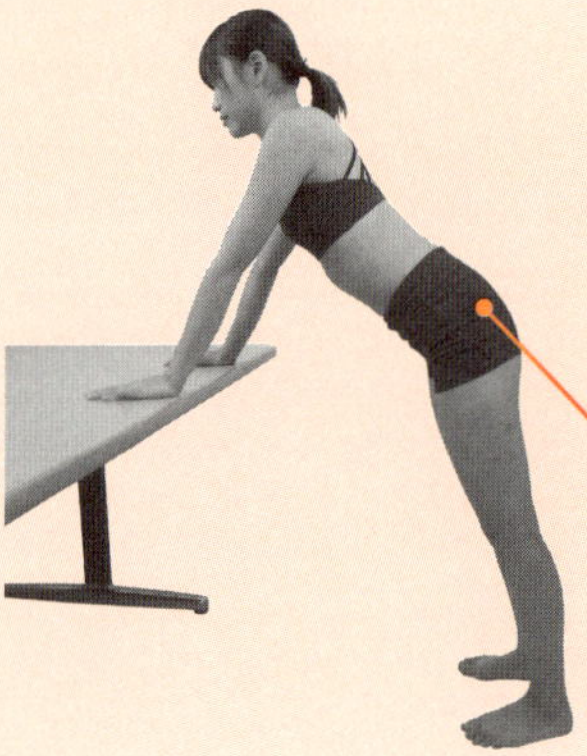

お尻が全然引けていない

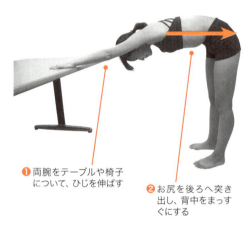

## [ 背中をそらす ]

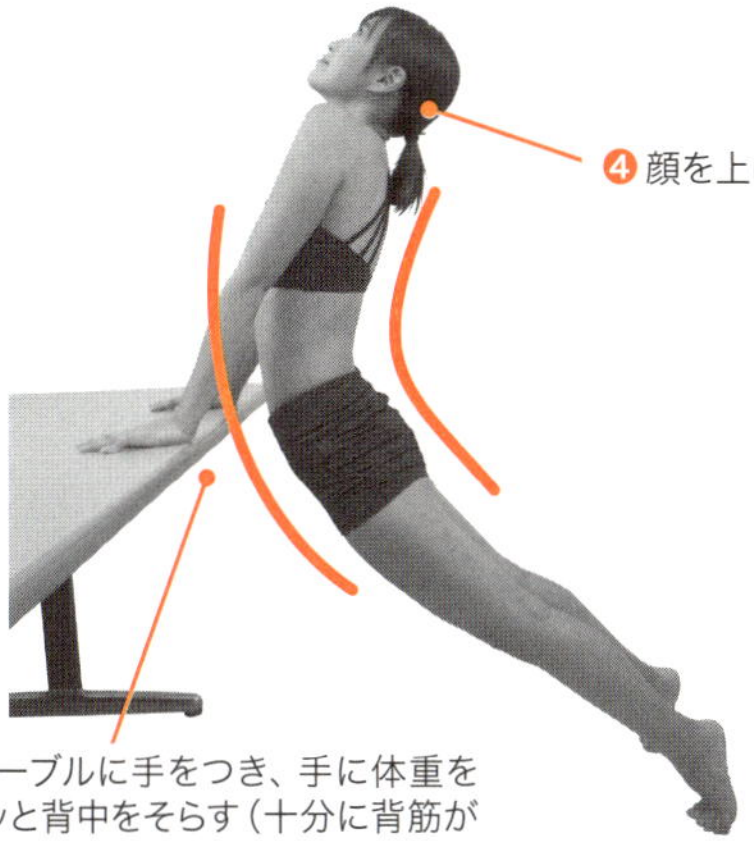

❹ 顔を上に向ける

❸ 椅子やテーブルに手をつき、手に体重を乗せ、グッと背中をそらす（十分に背筋がそっていることを意識する）

❺ 基本姿勢に戻り、10回繰り返す

NG バージョン

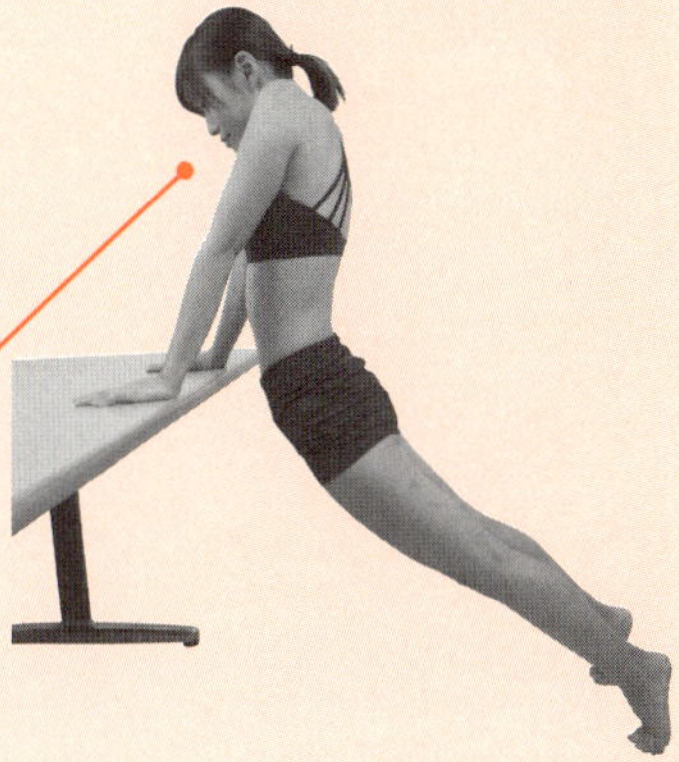

顔が下を向いてしまっているので、腰を十分にそらせない

腰痛改善・基本ストレッチ 4

# 立った姿勢で前後屈

こんなシーンで実践 オフィスや自宅で、ちょっと立ち上がったついでに

[ 基本姿勢 ]

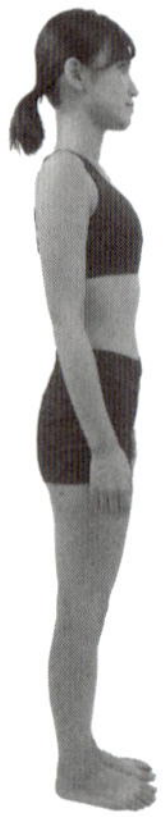

❶まっすぐ立つ

[ 体を前に倒す ]

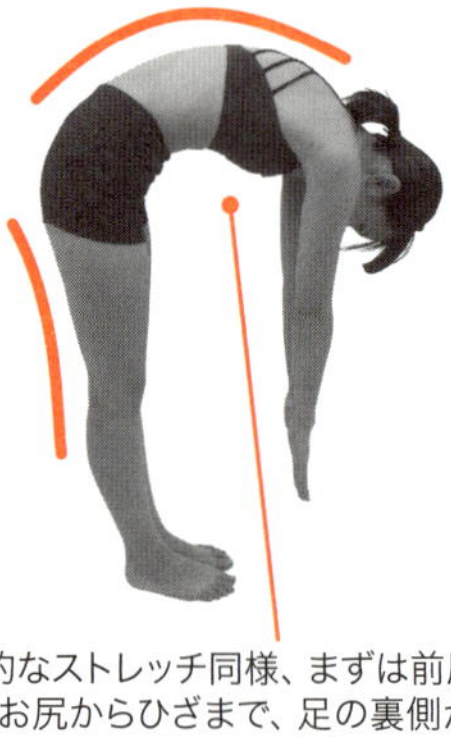

❷一般的なストレッチ同様、まずは前屈をする（お尻からひざまで、足の裏側が伸びていることを感じるように）

※ 体が硬い人は、ひざを曲げた状態で床に手をついて、そこから伸ばせるところまでひざを少しずつ伸ばしていく

## [ 体を後ろにそらす ]

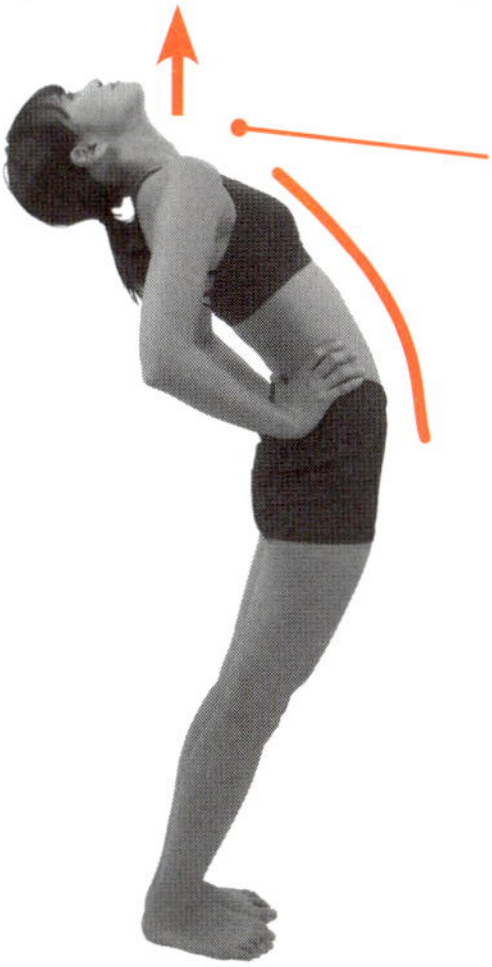

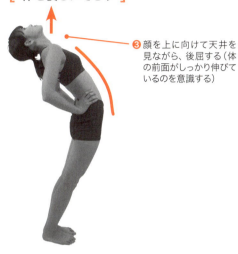

❸顔を上に向けて天井を見ながら、後屈する（体の前面がしっかり伸びているのを意識する）

❹基本姿勢に戻り、前屈、後屈を10回繰り返す

**NG バージョン**

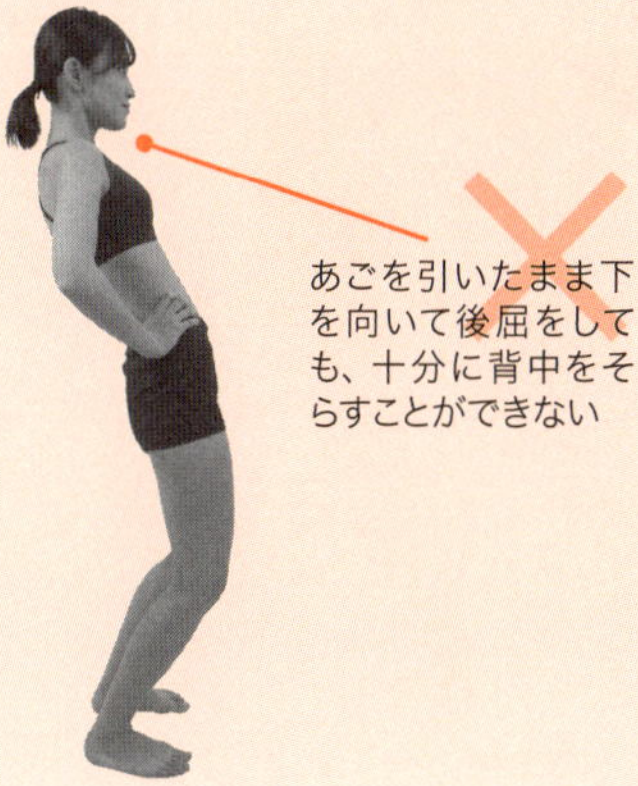

あごを引いたまま下を向いて後屈をしても、十分に背中をそらすことができない

腰痛改善・基本ストレッチ 5

# 棒を使って、強力にエビぞり

こんなシーンで実践 オフィスや自宅で、すきま時間に

## [ 基本姿勢 ]

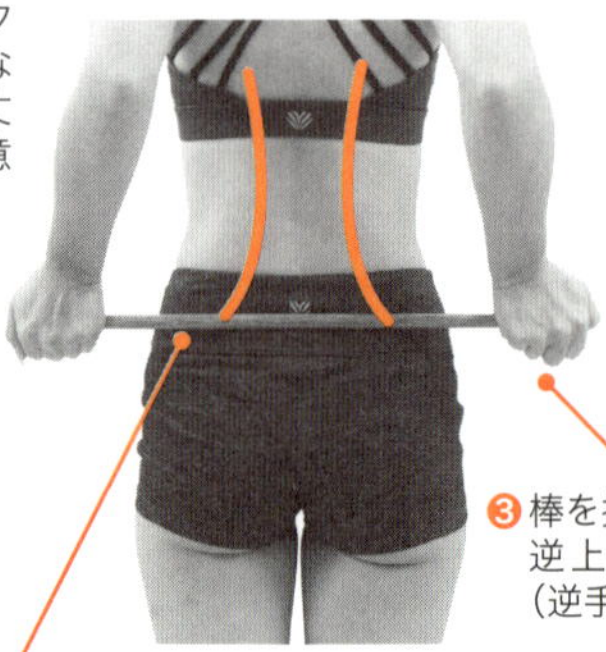

❶木刀やゴルフクラブ、ほうきなど、家にある丈夫な棒を用意する

❷棒をあてる場所は、男性はベルトの位置。女性は腰のくびれのあたり。棒が長いほうが押しやすいので、はじめてこのストレッチをする人は、ウエストの幅よりも長めの棒を用意するといい

❸棒を持つ手は、逆上がりの手（逆手）

## [ 腰をそらせる ]

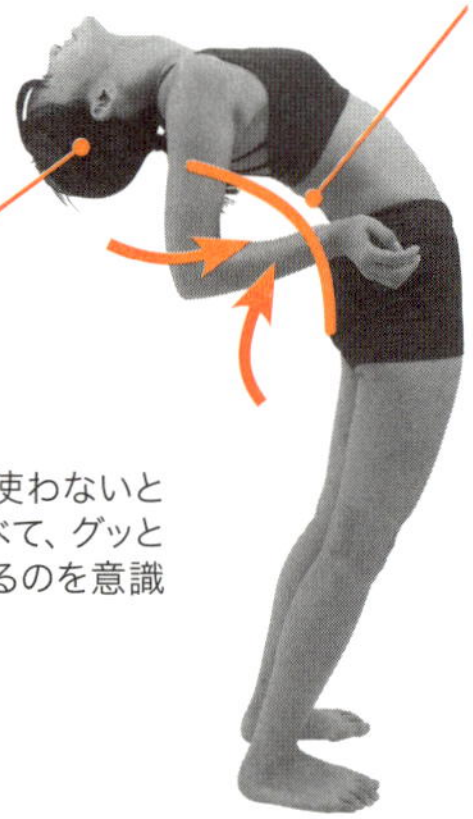

❹棒で腰を押すようにして背中をそらす

❺顔は上を向いて天井を見る

❻道具を使わないときと比べて、グッと腰がそるのを意識する

❼基本姿勢に戻り、10回繰り返す

腰痛改善・基本ストレッチ 6

# 座って腰をねじる、見返り美人のポーズ

こんなシーンで実践

座った姿勢を続けていて、疲れを感じたときに

## [ 基本姿勢 ]

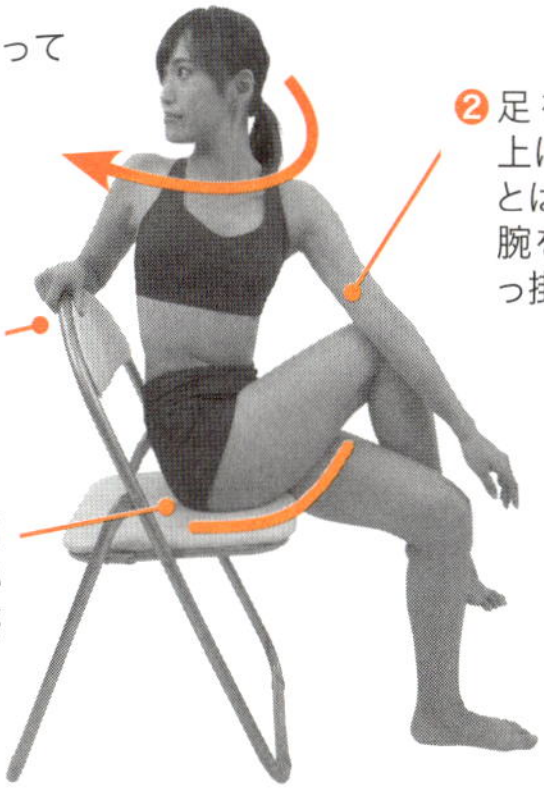
❶椅子に座って足を組む
❷足を組んで、上に乗せた足とは反対側の腕をひざに引っ掛ける
❸椅子の背もたれなどをつかむ
❹お尻の筋肉が伸びていることが感じられる

※椅子ではなく、床に座った状態でもかまわない

## [ 体を左右にひねる ]

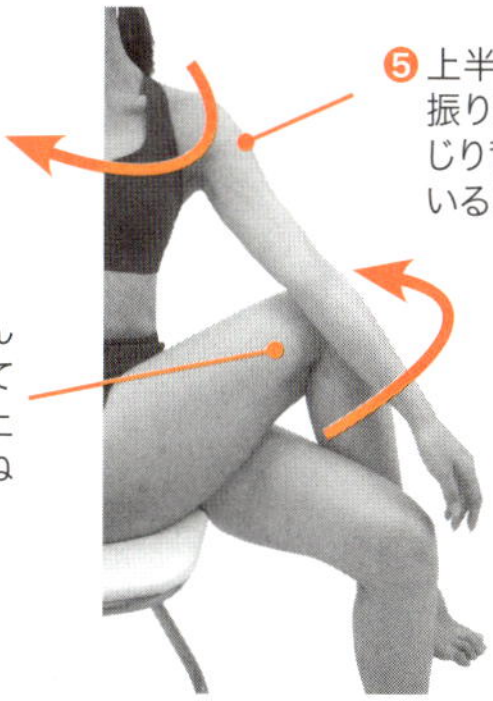
❺上半身は、後ろを振り返るようにねじり背中が伸びていることを感じる
❻下半身は組んだ上の足にあてた腕で押し、上半身と逆側にねじる

❼基本姿勢に戻り、左右10回ずつ繰り返す

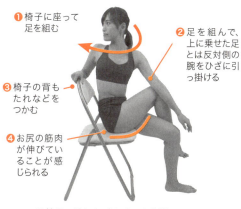

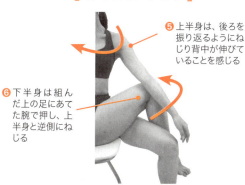

腰痛改善・基本ストレッチ 7

# 立ったまま、腕を引っ張って体の側面を伸ばす

こんなシーンで実践

オフィスや自宅で、いつでも気づいたときに

[ 基本姿勢 ]

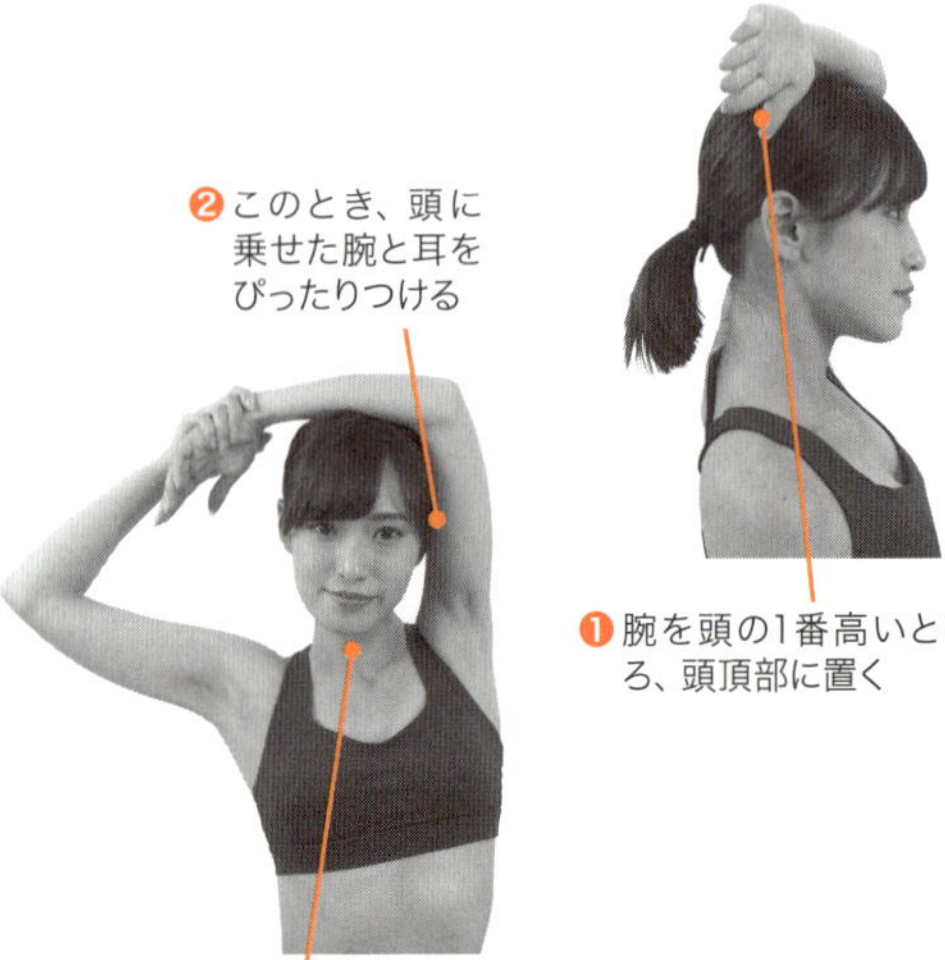

❶腕を頭の1番高いところ、頭頂部に置く

❷このとき、頭に乗せた腕と耳をぴったりつける

❸あごはしっかり引く

NG バージョン

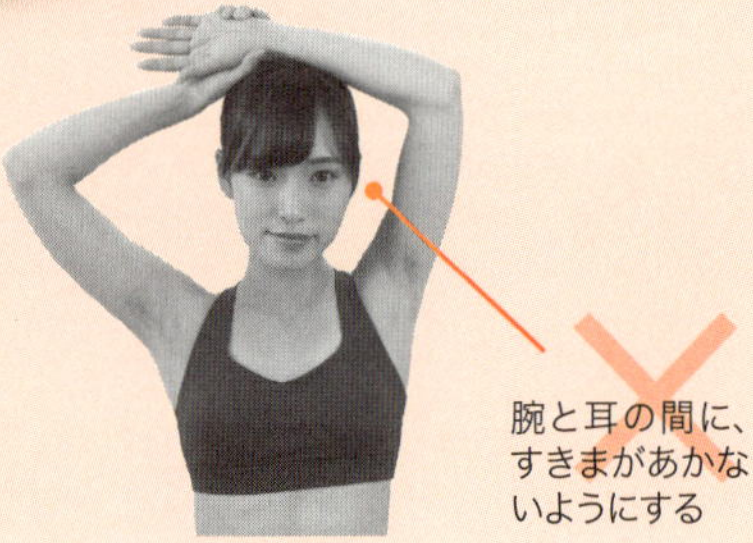

腕と耳の間に、すきまがあかないようにする

## ［ 体を左右に倒す ］

❹背中から頭までまっすぐに保ったまま、頭に乗せた手を反対側の手で引っ張るようにして、体を横に倒す

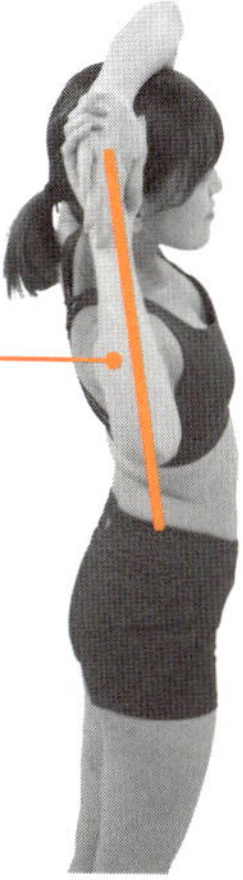

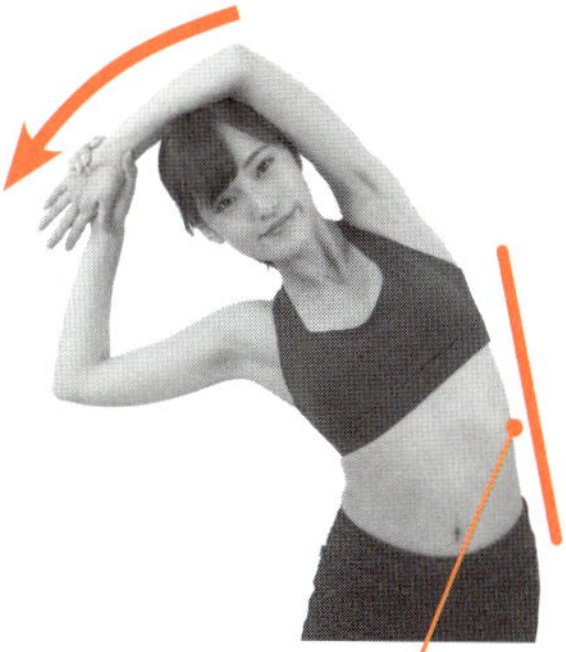

❺腕が耳にぴったりあたるのを意識しながら、体の側面がグッと伸びるのを感じる

❻基本姿勢に戻り、左右10回ずつ繰り返す

**NGバージョン**

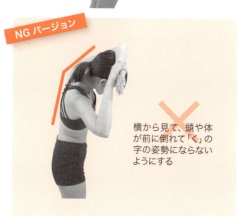

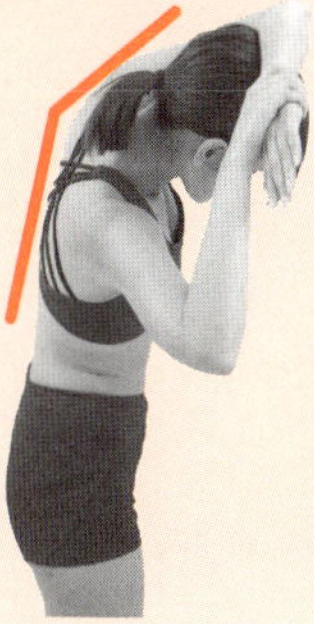

横から見て、頭や体が前に倒れて「く」の字の姿勢にならないようにする

腰痛改善・基本ストレッチ 8

# お尻から太ももの裏の筋肉を伸ばす ❶

こんなシーンで実践

自宅でテレビを見ながら

[ 基本姿勢 ]

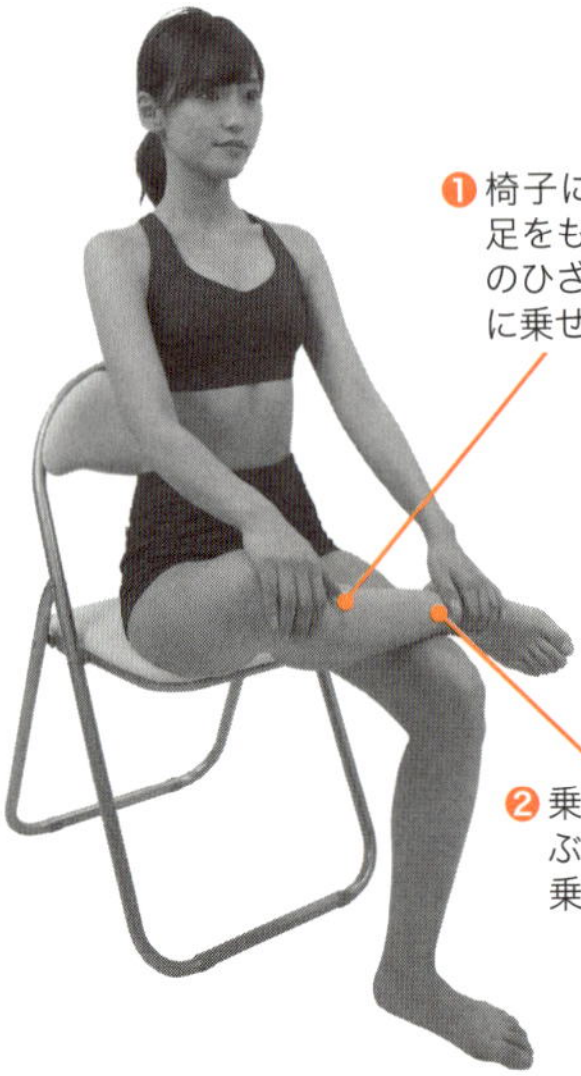

❶ 椅子に腰かけ、片足をもう片方の足のひざの上あたりに乗せる

❷ 乗せる足のくるぶしを軸足に乗せる

NG バージョン

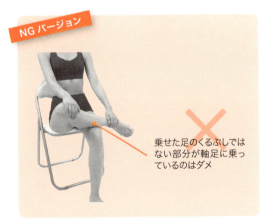

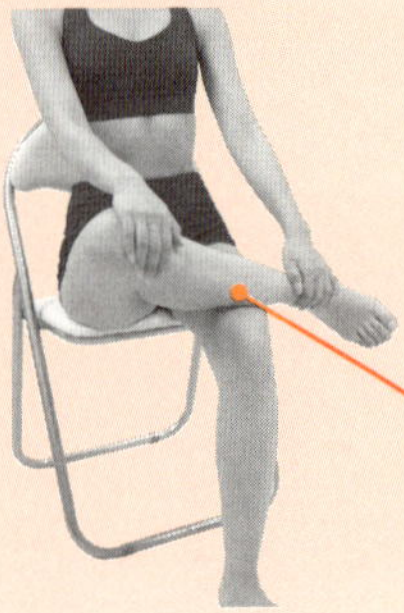

乗せた足のくるぶしではない部分が軸足に乗っているのはダメ

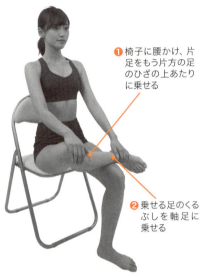

## [ 体を前に倒す ]

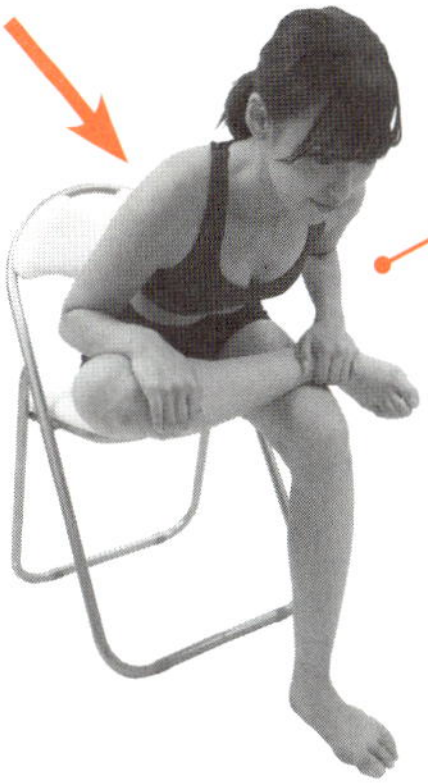

❸乗せた足に胸を近づけるようにして、体を倒す

❹乗せた足のお尻から足のつけ根にかけてがびりびりする感じがしたら、筋肉が伸びている証拠

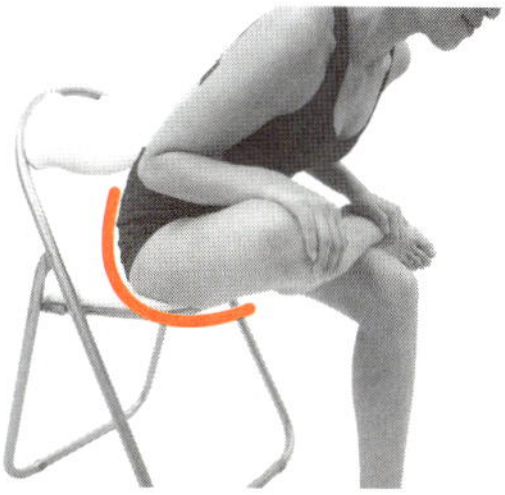

❺基本姿勢に戻り、左右10回ずつ繰り返す

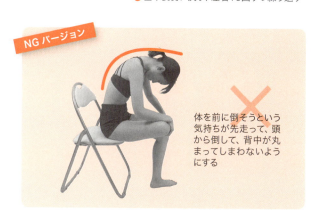

**NGバージョン**

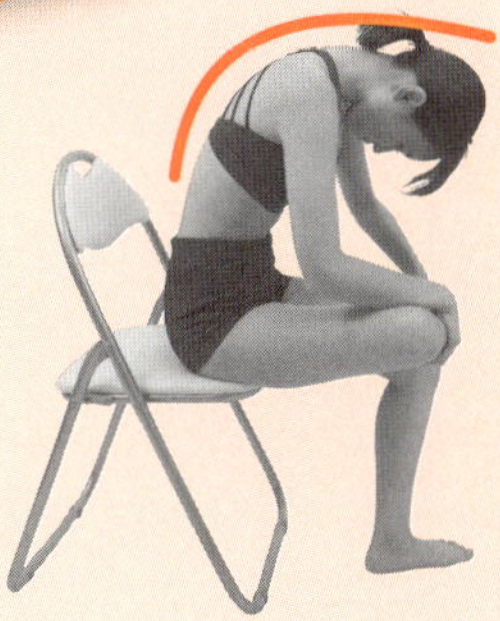

体を前に倒そうという気持ちが先走って、頭から倒して、背中が丸まってしまわないようにする

腰痛改善・基本ストレッチ 9

# お尻から太ももの裏の筋肉を伸ばす ❷

こんなシーンで実践 寝る前や起床時に

**[ 基本姿勢 ]**

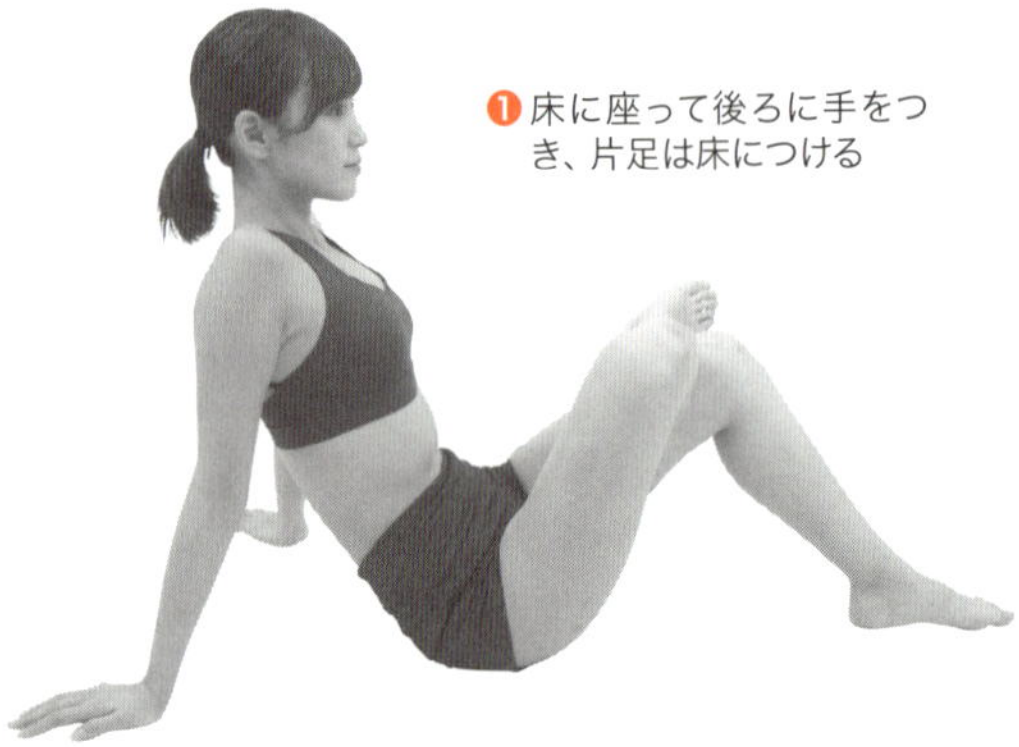

❶ 床に座って後ろに手をつき、片足は床につける

**[ 体を前に倒す ]**

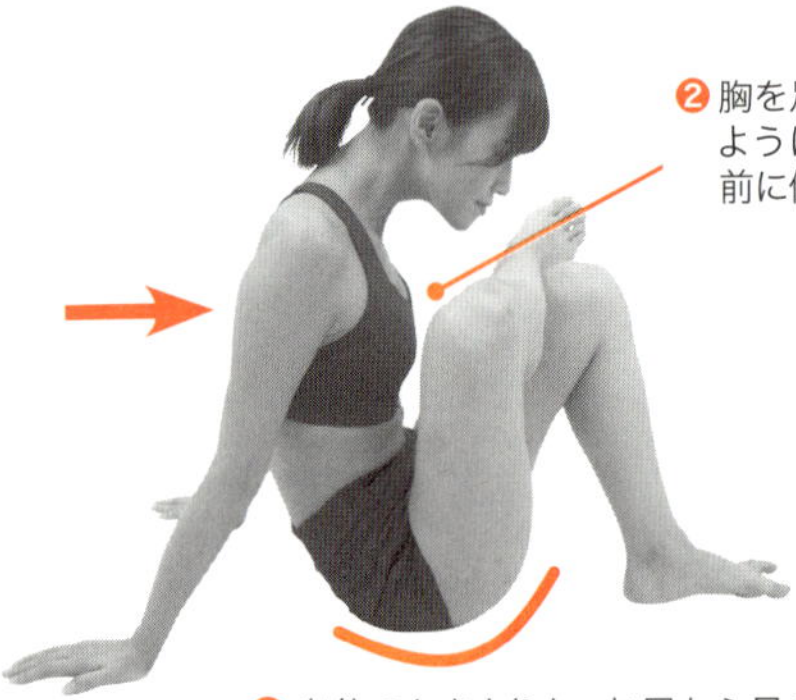

❷ 胸を足に近づけるようにして、体を前に倒す

❸ 坐位のときよりも、お尻から足のつけ根の裏にかけてびりびりして、筋肉が伸びている感じがする

❹ 基本姿勢に戻り、左右10回ずつ繰り返す

腰痛改善・基本ストレッチ 10

# 立ったままできる太ももの裏を伸ばすストレッチ

こんなシーンで実践　オフィスや自宅で、いつでも気づいたときに

## [ 基本姿勢 ]

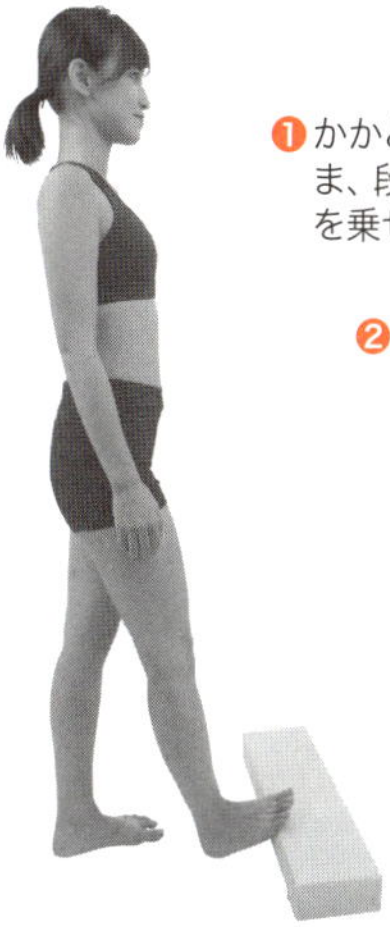

❶かかとをつけたまま、段差につま先を乗せる

❷段差がない場合は、雑誌を何冊か束ねて自作の台をつくってもいい

❸つま先を台にちょこんと乗せるのではなく、土踏まずのあたりまでしっかり乗せるようにするのがコツ

## [ 体が「く」の字になるように前に倒す ]

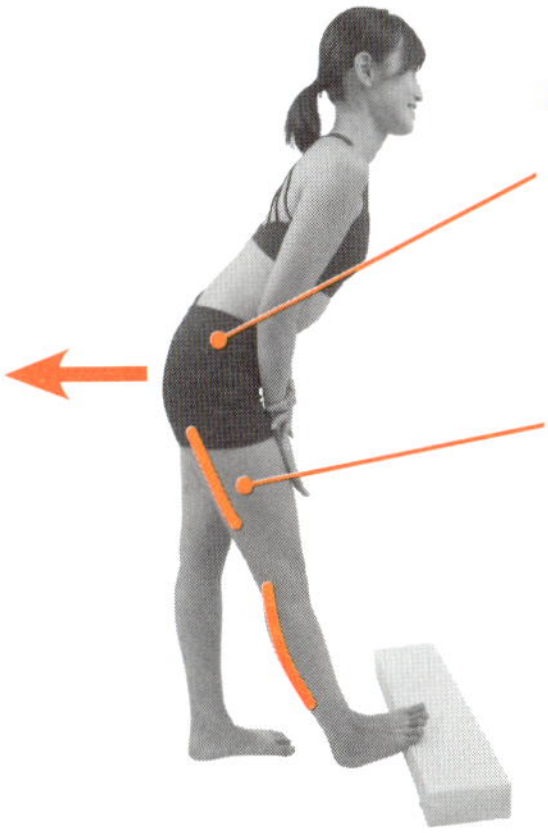

❹台に乗せた足のひざを伸ばしながら、お尻を後ろに突き出すようにする

❺太ももの裏がびりびりしたら、ハムストリングが伸びている証拠

❻このストレッチをすると、ハムストリングと腓腹筋《ひふくきん》（ふくらはぎの筋肉）の両方を伸ばせる

❼基本姿勢に戻り、左右10回ずつ繰り返す

腰痛改善・基本ストレッチ 11

# ふくらはぎをグイグイ伸ばす

こんなシーンで実践

オフィスや自宅で、いつでも気づいたときに

[ 基本姿勢 ]

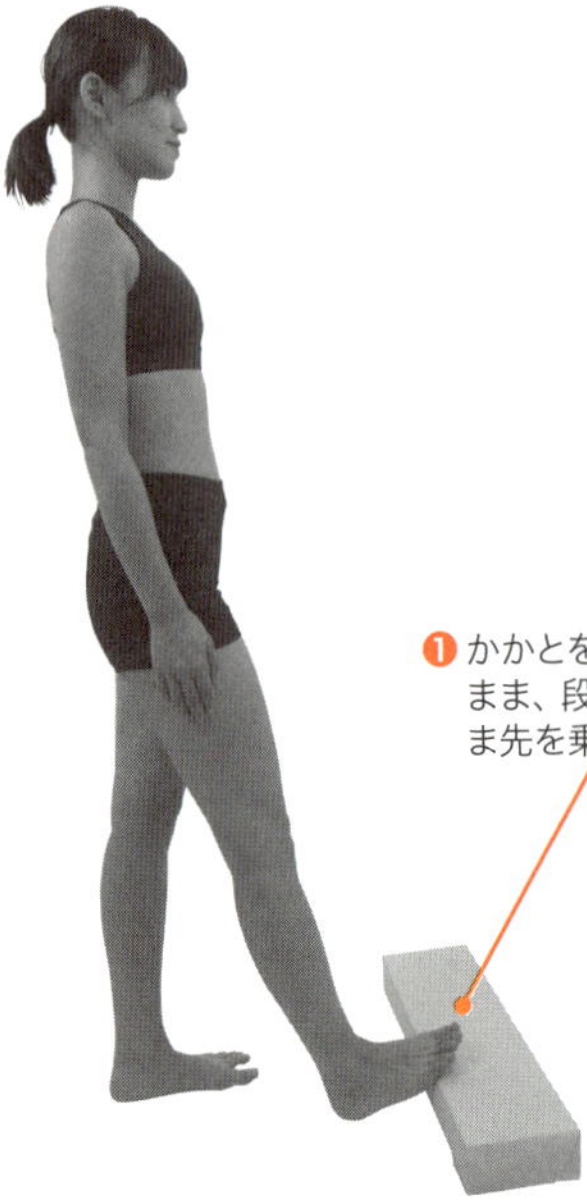

❶ かかとをつけたまま、段差につま先を乗せる

❷ 段差がない場合は、雑誌を何冊か束ねて自作の台をつくってもいい

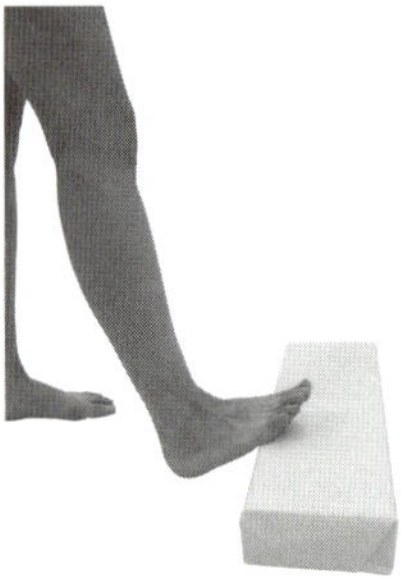

❸ つま先を台にちょこんと乗せるのではなく、土踏まずのあたりまでしっかり乗せるようにするのがコツ

## [ 体重を段差に乗せた足に移動 ]

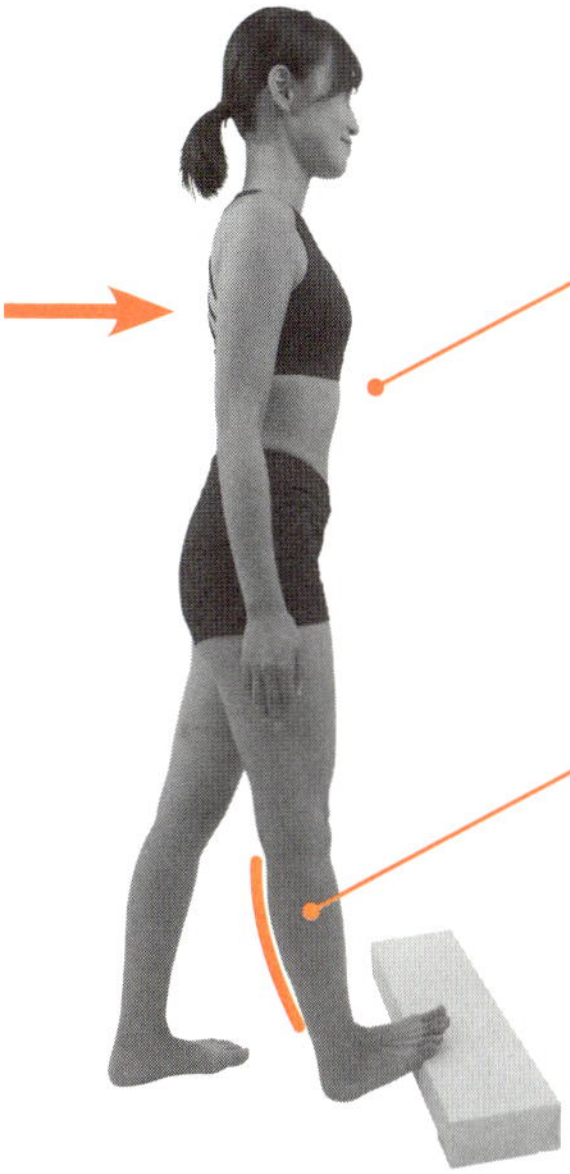

❹お尻を引っ込めて、胸を前に押し出すようなイメージで、台に乗せた足に体重を移動させる

❺ふくらはぎがびりびりしてきたら、ふくらはぎの腓腹筋（ふくらはぎの筋肉）が伸びている証拠

❻基本姿勢に戻り、左右10回ずつ繰り返す

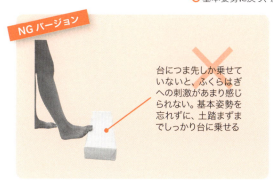

**NG バージョン**

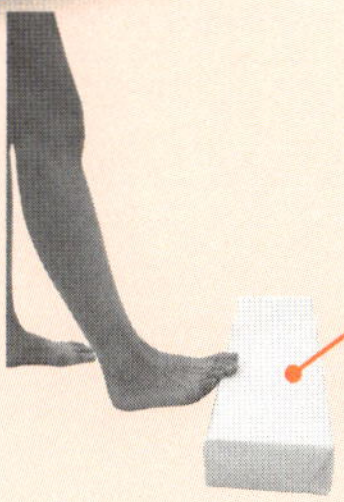

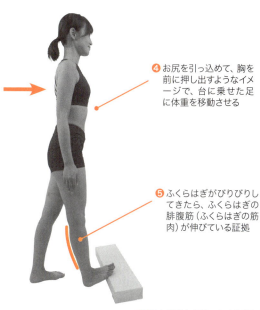

台につま先しか乗せていないと、ふくらはぎへの刺激があまり感じられない。基本姿勢を忘れずに、土踏まずまでしっかり台に乗せる

腰痛改善・基本ストレッチ 12

# 座った姿勢で、太ももの裏を伸ばすストレッチ

こんなシーンで実践 自宅でテレビを見ながら

## [ 基本姿勢 ]

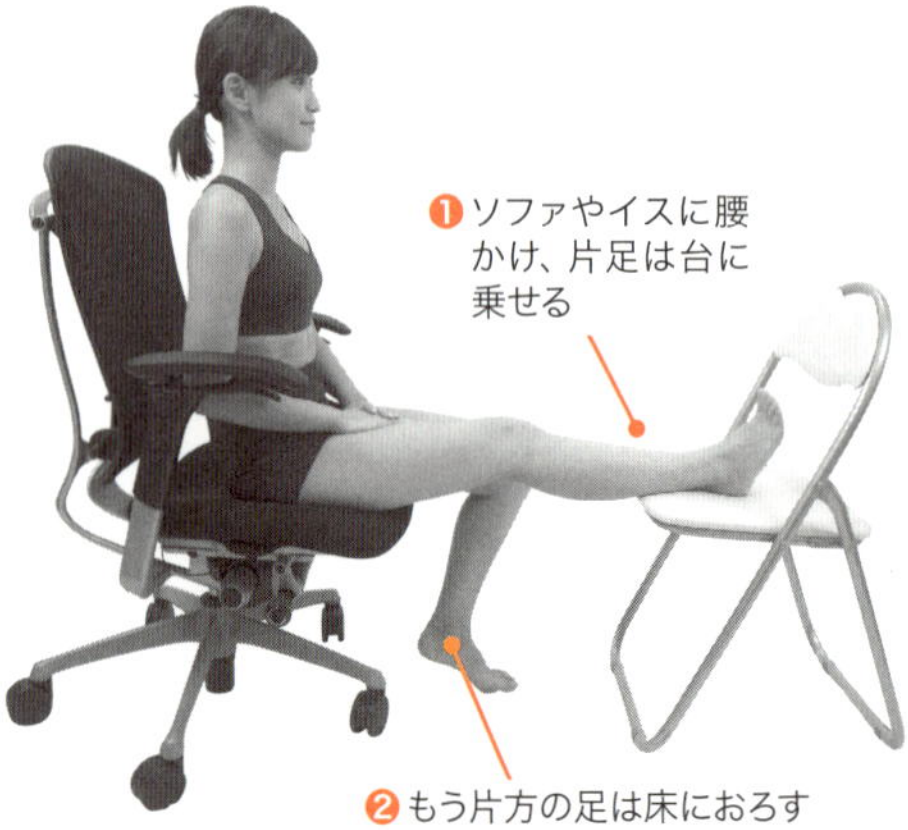

❶ソファやイスに腰かけ、片足は台に乗せる

❷もう片方の足は床におろす

## [ 体を前に倒す ]

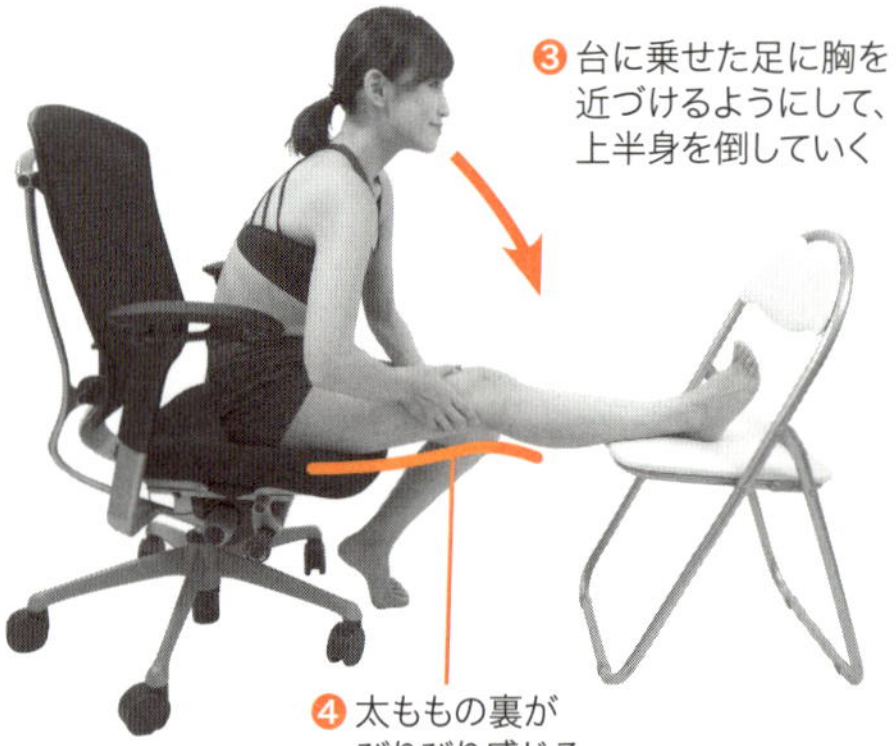

❸台に乗せた足に胸を近づけるようにして、上半身を倒していく

❹太ももの裏がぴりぴり感じる

❺基本姿勢に戻り、左右10回ずつ繰り返す

## [ 体が硬い人バージョン ]

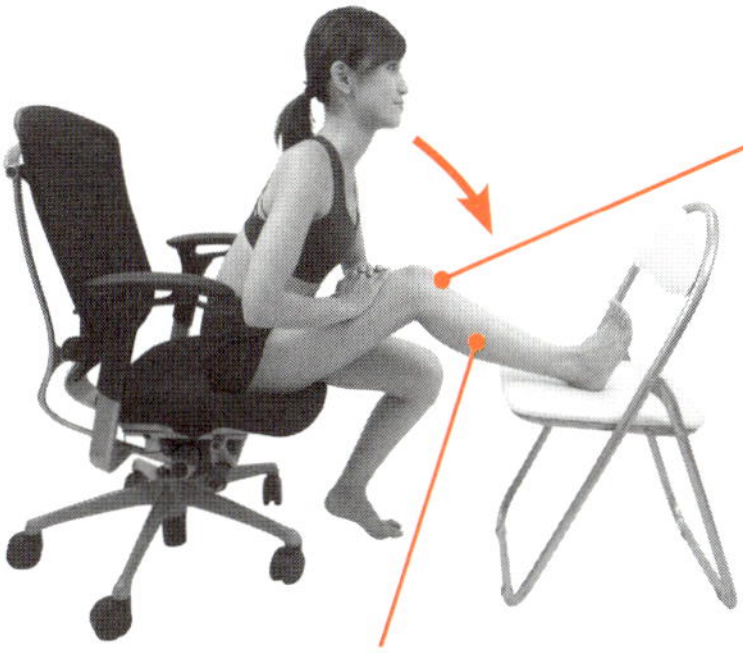

❶体が硬くて、胸を足へ近づけられない場合は、台に乗せた足のひざを曲げた状態でスタートする

❷台に乗せた足に胸を近づけるようにして、上半身を倒していく。これなら胸が足につく

❸この状態から、ひざを少しずつ伸ばしてみる

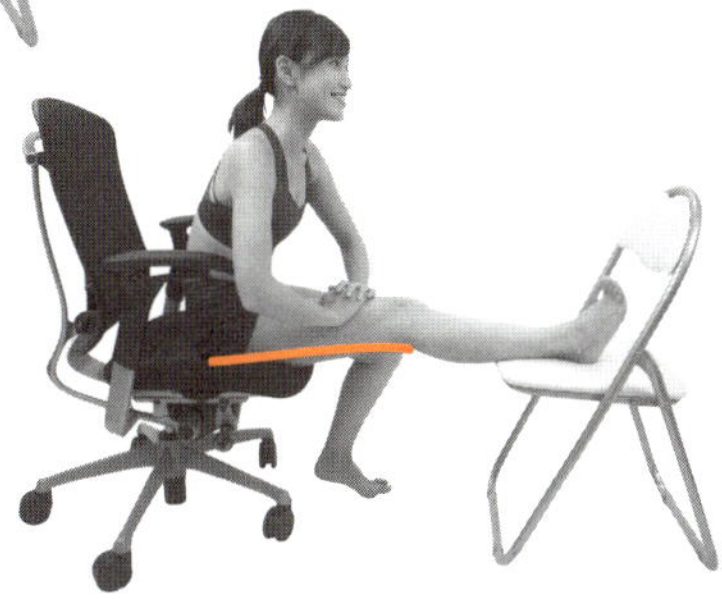

❹太ももの裏がびりびり痛くなってきたら、無理をせず伸ばせるところまで伸ばしてみる

❺基本姿勢に戻り、左右10回ずつ繰り返す

**NGバージョン**

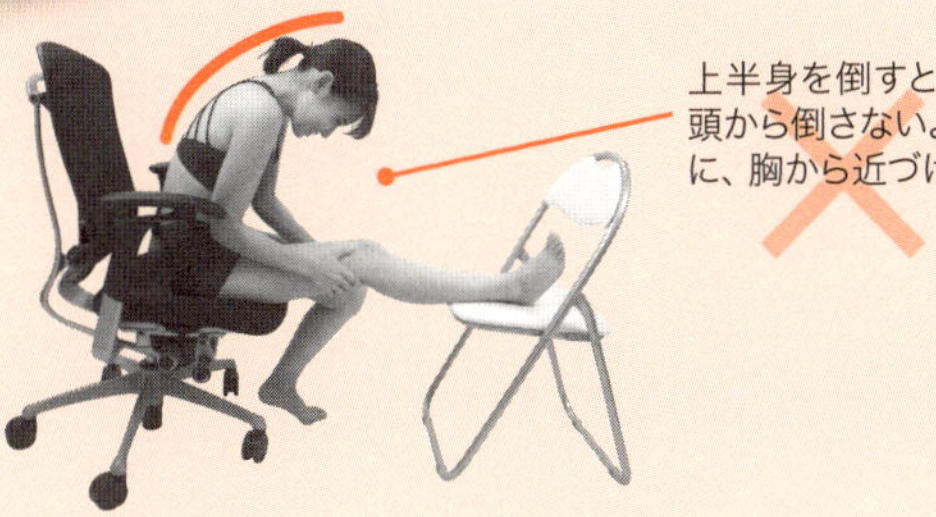

上半身を倒すとき、頭から倒さないように、胸から近づける

# どすこい！ しこ踏みストレッチ

こんなシーンで実践

自宅でテレビを見ながら。会社のトイレで

## ［基本姿勢］

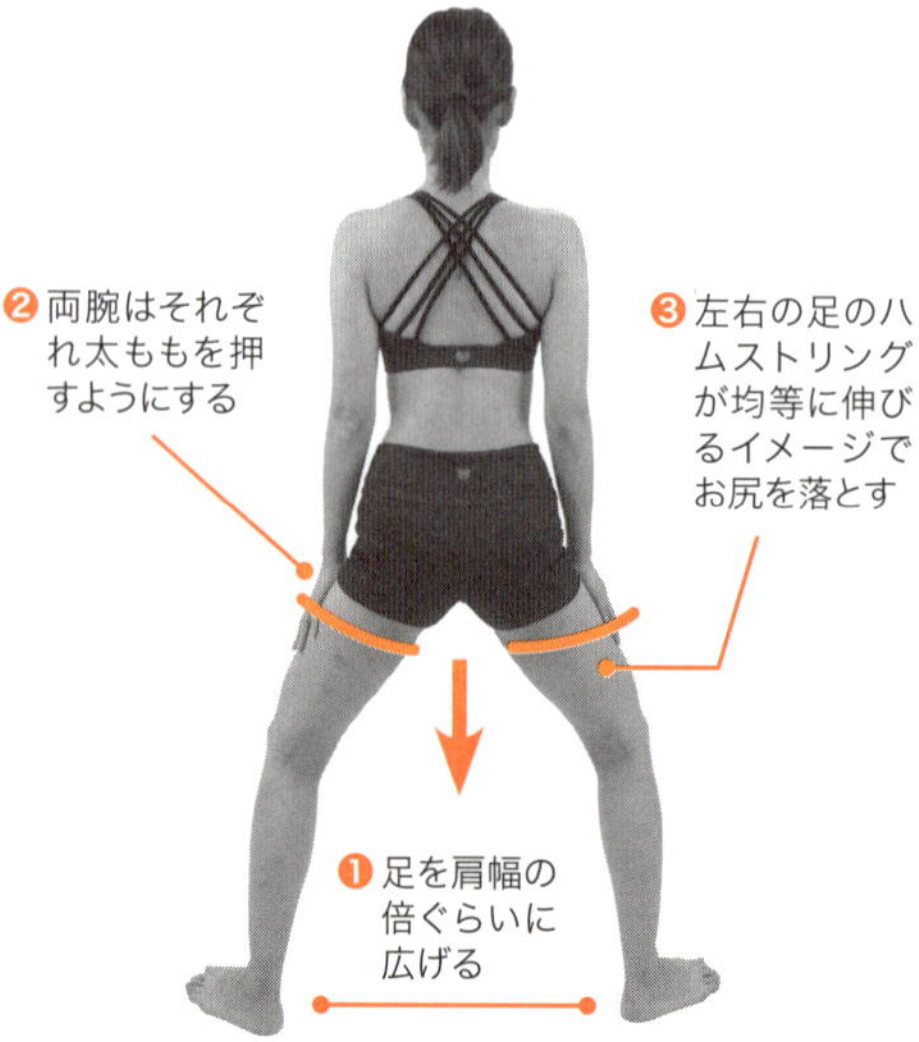
❷両腕はそれぞれ太ももを押すようにする
❸左右の足のハムストリングが均等に伸びるイメージでお尻を落とす
❶足を肩幅の倍ぐらいに広げる

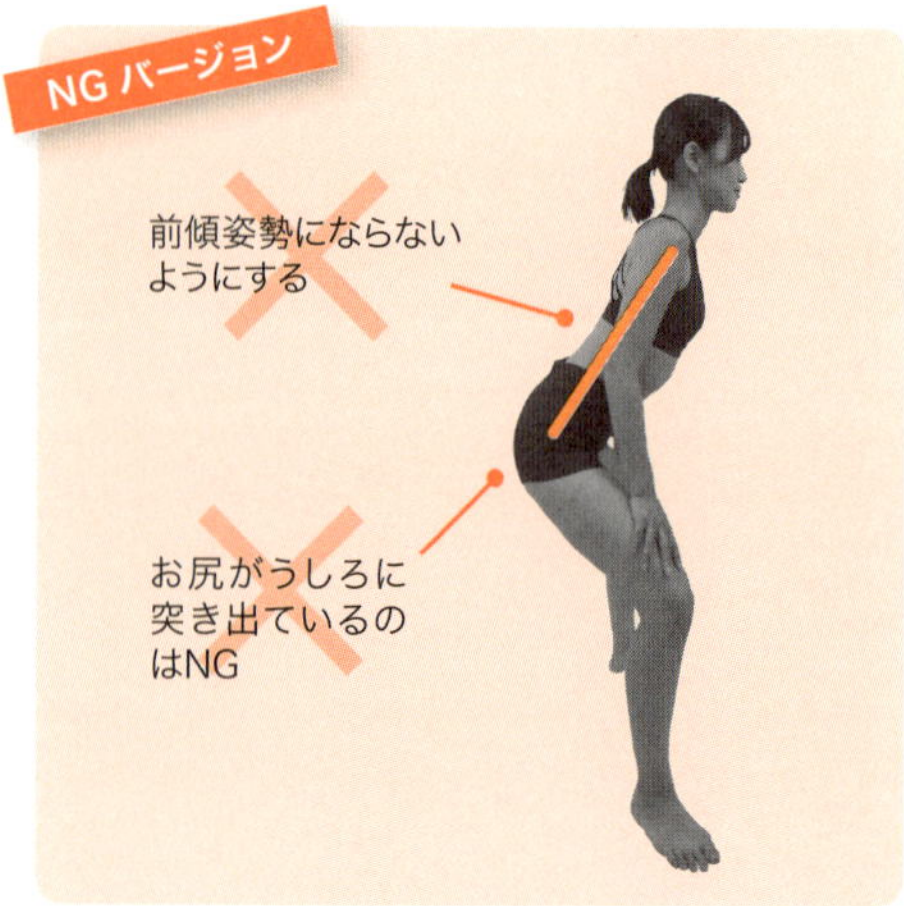
NGバージョン
前傾姿勢にならないようにする
お尻がうしろに突き出ているのはNG

## [ ゆっくりと中腰くらいになるまで立ち上がる ]

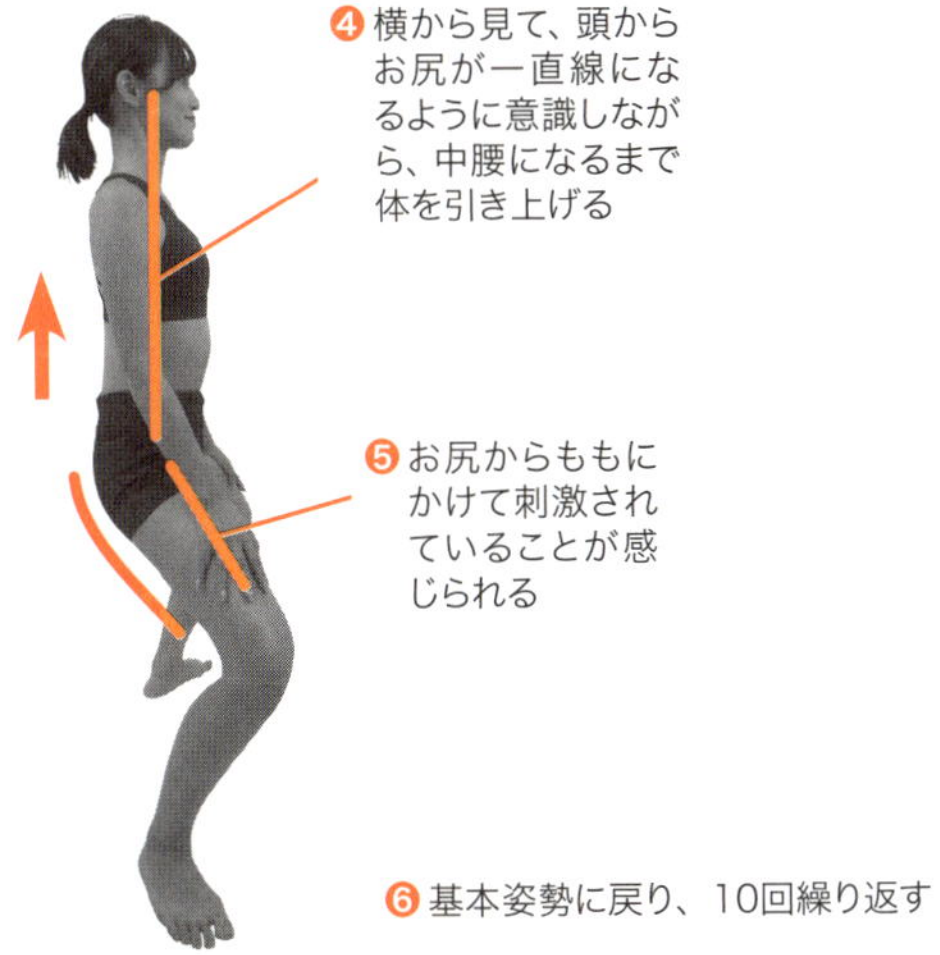
❹横から見て、頭からお尻が一直線になるように意識しながら、中腰になるまで体を引き上げる
❺お尻からももにかけて刺激されていることが感じられる
❻基本姿勢に戻り、10回繰り返す

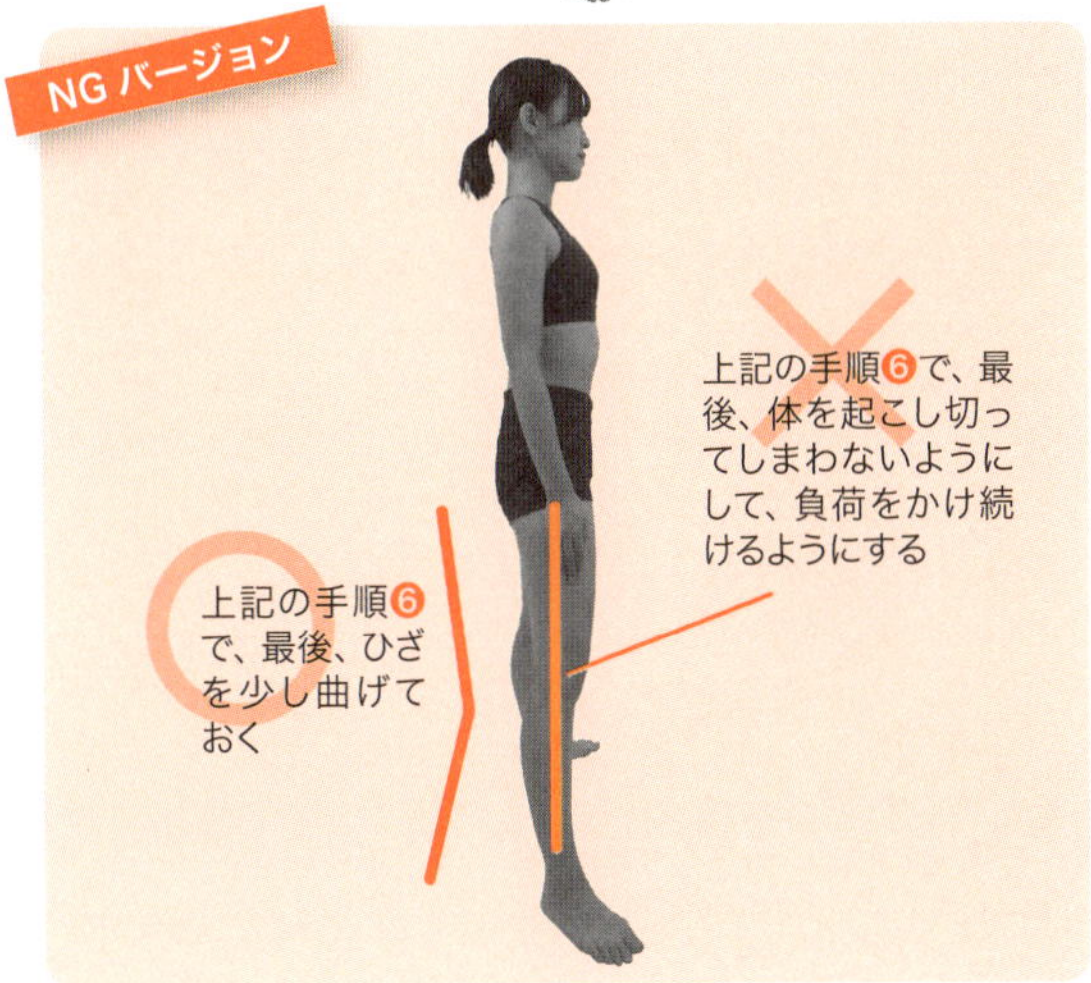
NG バージョン
上記の手順❻で、最後、体を起こし切ってしまわないようにして、負荷をかけ続けるようにする
上記の手順❻で、最後、ひざを少し曲げておく

# 骨盤を正しい位置に形状記憶させる呼吸ストレッチ

こんなシーンで実践
オフィスや自宅で、いつでも気づいたときに

## [ 基本姿勢 ]

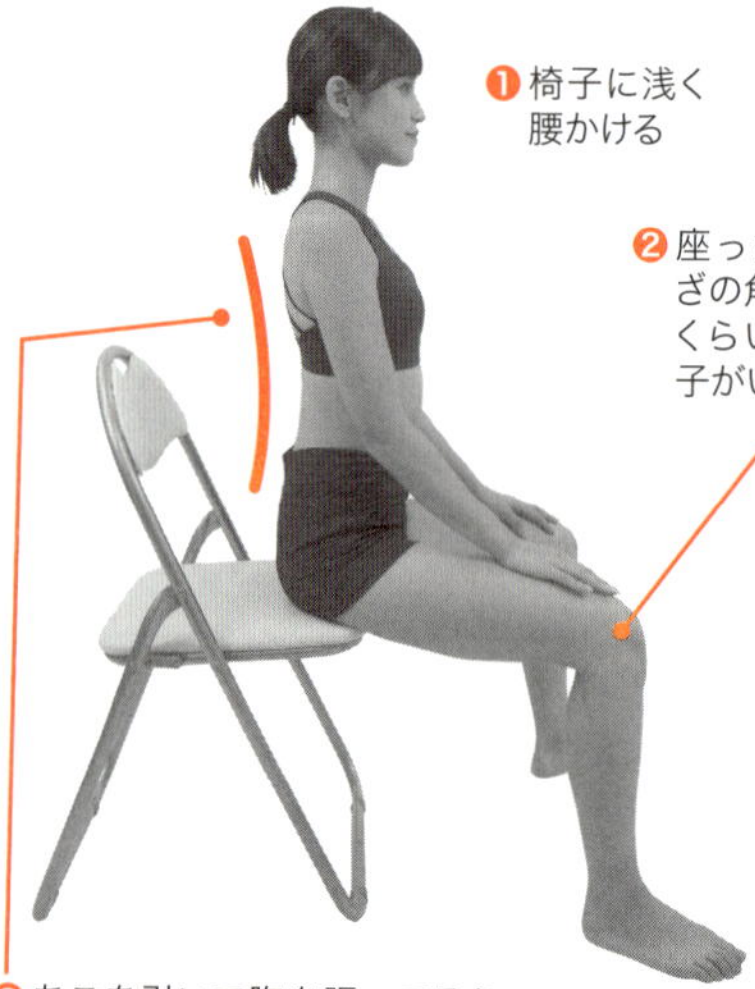

❶ 椅子に浅く腰かける

❷ 座ったときにひざの角度が90度くらいになる椅子がいい

❸ あごを引いて胸を張ってそらし、背筋がS字のカーブを描くのを意識して座る

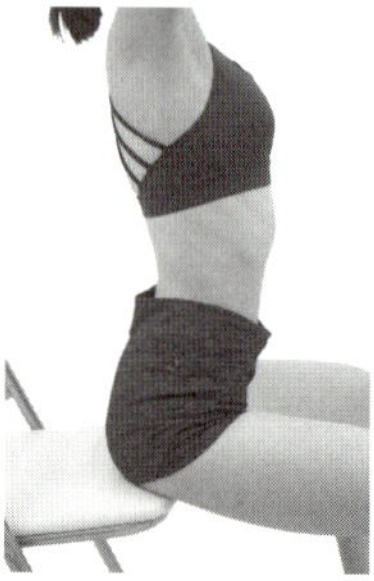

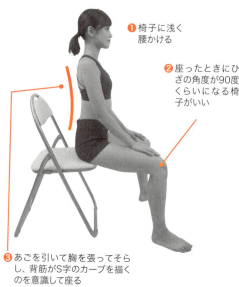

❹ この「骨盤が前傾し背骨がS字を描いている状態」を形状記憶させることが、このストレッチの目的

## ［丹田に力を入れる］

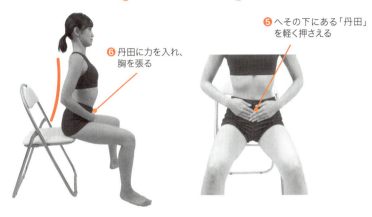

⑤へその下にある「丹田」を軽く押さえる

⑥丹田に力を入れ、胸を張る

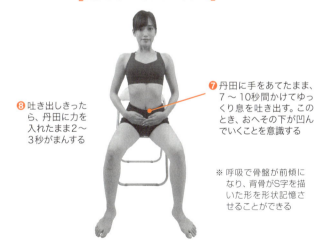

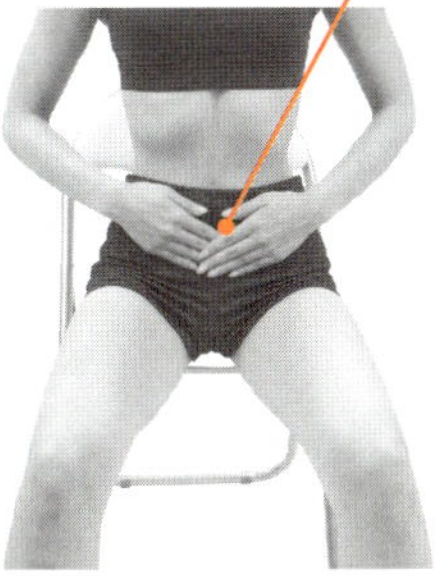

## ［息をゆっくり吐き出す］

⑦丹田に手をあてたまま、7～10秒間かけてゆっくり息を吐き出す。このとき、おへその下が凹んでいくことを意識する

⑧吐き出しきったら、丹田に力を入れたまま2～3秒がまんする

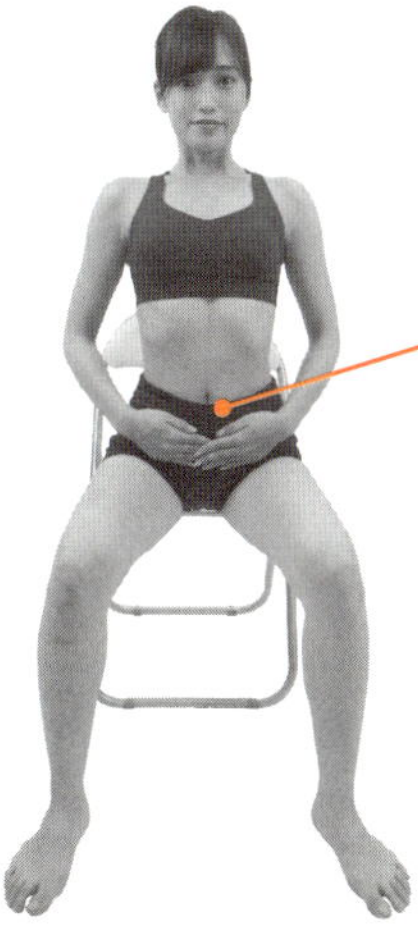

※呼吸で骨盤が前傾になり、背骨がS字を描いた形を形状記憶させることができる

⑨基本姿勢に戻り、5回繰り返す

COLUMN

## 大事なのは筋肉量ではなく、各関節の可動域

私は以前、ウエイトトレーニングを週4日やっていました。

しかし、筋肉がたくさんついているからといって、野球のボールを遠くに投げられるわけでもなく、ゴルフで飛距離が伸びるわけでもありません。筋肉量と比例するのであれば、野球選手は筋肉がついていればついている人ほど、ホームランをたくさん打てるはずです。

大事なのは、筋肉量ではなく各関節の可動域
⇓
だからこそ、ストレッチが大切

ストレッチを左右やってみると、左は簡単にできるけれど、右は硬くてできないなど、自分の体が左右対称ではないことに気づきます。

このように、左右差を見つけて硬いと感じたところを特にストレッチしてください。

### ストッレチのやり方

❶ より一層効果を高めるために、軽い運動後やお風呂あがりなど、体を温めてからやるようにする
❷ ストレッチ中は呼吸を続ける

ある有名な日本人の大リーガーも常にストレッチをしています。ですから、何十年と大きなケガをしないで活躍しているのです。

この本に掲載したストレッチは、いつでもどこでも、身近にあるものを利用してできるようなメニューとなっています。

ぜひ、しなやかで柔軟な体を手に入れて、腰痛が出ないようにしましょう。

第5章

# 腰痛を予防する筋力強化トレーニング

この章では、筋力強化を目的とした、職場や家でできるトレーニングを紹介します。

中程度の腰痛の人は、まずストレッチをして痛みをやわらげ、軽度の腰痛になったら負荷をかけて筋力を強化し、少しのことでは腰痛にならない体をつくっていきましょう。

無理をせず、自分にあった負荷で運動するようにして、徐々に負荷を増やしていくようにします。

## 01 正しい姿勢を維持するためには筋肉が必要

腰痛にならない、悪化させないコツは、腰痛の原因となる「骨盤のズレ」が生じないように、毎日の暮らしの中で正しい姿勢を心がけることです。そう理解していても、なかなか実践できるものではありません。

腰痛にならない、まっすぐな姿勢を維持し続けるのは意外と大変です。意識している間は正しい姿勢を保てるのに、油断して気を抜くと、だらりといつもの悪い姿勢に戻ってしまうのが普通です。

ではなぜ、いい姿勢をキープすることができないのでしょうか。

それは、正しい姿勢を保つために必要な筋肉が足りないからです。つまり、**「腰痛を寄せつけないいい姿勢を維持し、骨盤のズレを防ぐには、体を支えるための筋肉が欠かせない」**のです。

## 02 筋肉は全身のポンプ！　普段からしっかり動かすこと

私たちの体が元気に動けるのは、血液によって体のすみずみまで酸素と栄養が行き渡っているからです。そのために不可欠なのが、血液を送り出すポンプの役割をしてくれる心臓です。そして、筋肉です。

実は、「**筋肉は第二の心臓といわれ、血液を全身に巡らせるために大いに活躍**」しています。その証拠に、運動をすると手足がぽかぽかと温まってきます。これは、運動によって筋肉が伸び縮みしてポンプとなり、全身に血液を送り出しているおかげです。

腰痛の原因として、これまでに骨盤のズレや腰の可動性が失われていることを挙げましたが、もうひとつ、「**筋力不足や筋肉を動かさないでいることによる血液循環の滞り**」が挙げられます。

筋肉を鍛えて、骨のズレを寄せつけない正しい姿勢をキープできるようにするとともに、十分な血液が全身を駆け巡る手助けをしましょう。そうすると、体がスムーズに動き出し、痛みがやわらぎます。

## 腰の可動性を取り戻すのにスポーツはとても効果的

ただし、どのスポーツを選ぶのかがポイントになります。それは、「**全身の筋肉をバランスよく使うものを選ぶ**」ということです。

たとえば水泳や、大きく腕を振って大股でウォーキングするのがお勧めです。一方、同じ方向にしかスイングをしないようなゴルフやテニスなど、片方に体をねじる動きが多いスポーツはお勧めできません。右腰だけ、左腰だけに負荷がかかる運動を続けることは、腰痛のもとになってしまいます。

ですから、「**日常生活にスポーツを取り入れる人は、体の片側だけではなく全身バランスよく動かすスポーツも取り入れましょう**」。

# 03 腰痛にならない体を手に入れるトレーニング方法

## 「トレーニングの目的」

**「腰痛を寄せつけない、まっすぐな姿勢を維持するための筋肉を身につけること」**が、トレーニングをする目的です。

安静は、動かさないから痛くないというだけで、腰痛が治ったわけではありません。運動や荷物を持つといった負荷を腰にかけても大丈夫な体づくりをしていきましょう。

## 「トレーニングのポイント」

筋トレのベテランも初心者も、これからご紹介する「腰痛を予防する筋力強化トレーニング」の中で、まずは初級編から挑戦してみてください。

初級編を実践してみて「もう少しできそう！」と思ったら上級編へとステップアップしていきましょう。

もし、初級のトレーニングをするのも難しいくらい体が痛かったり、体が動かなかったりしたら、重大なケガや病気が隠れているかもしれないので、かかりつけの医師に相談してください。

## どのくらいトレーニングをすればいいのか

目安は、「**翌日にトレーニングによる影響が出ない**」ことです。

トレーニングをした翌朝に、どこかが痛かったり、不調を感じたりする場合は、トレーニングをがんばりすぎてしまっている証拠です。寝ている間に、体の疲れを取りきれていないということです。そんな日はトレーニングをせずに、体をゆっくり休ませてください。

そして、「**次の日は、回数を減らす、強度を落とすなど、運動のペースを少し落として、翌朝にスッキリと目覚めて、快適にすごせるくらいのトレーニングにとどめる**」ようにしましょう。

トレーニングは無理せず、「**自分にできることをできる範囲でやれば十分**」です。できる範囲を徐々に広げていきましょう。トレーニングを強化していくスピードは、あくまでも「**徐々に**」が大切です。少しずつ様子を見ながらトレーニング時間を増やしたり、上級編に挑戦したりしてみてください。

## トレーニングの選び方　現在、痛みがある人

「**痛みがある部分の筋肉が伸びて〝痛たたた……でも、ちょっと気持ちいいかも〟程度のトレーニングを中心に実践**」してみてください。

そうはいっても、痛いのをガマンする必要はありません！

くれぐれも無理のない範囲でトレーニングしましょう。

## トレーニングの選び方 今は痛みがない人

「**まんべんなく、すべてのトレーニングに挑戦**」して筋肉を鍛えていきましょう。もちろん、無理して毎日すべてのトレーニングをする必要はありません。その日にできる種類のトレーニングをコツコツと実践してみてください。

## 上級 で用意するもの

上級になると「**砂袋**」というアイテムが登場します。砂袋は、足首や手首に巻きつけるおもりです。ホームセンターやスポーツ用品店で入手できます。

☑ 上級者は砂袋を足首に装着する

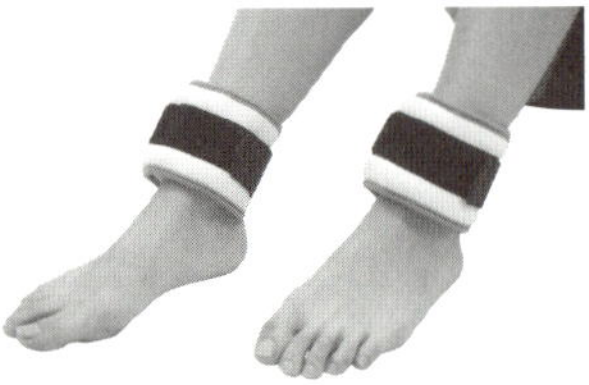

**砂袋の選び方**

・普段筋トレをしない人
　：300～500g
・普段筋トレをしている人
　：500g以上

筋力をつける運動をするとき、よくゴムを引っ張ることで負荷をかけた筋トレをするという話を聞いたことがあると思います。筋トレは、筋肉の伸縮を繰り返すことで筋繊維を太くし、強化していきます。このとき、関節を完全に伸ばしきって、完全に収縮させます。砂袋をつけて関節の伸縮運動をすると、つねに同じ重さの負荷がかかりますが、ゴムを引っ張って関節の伸縮運動をすると、筋肉を伸ばしきった状態と完全収縮のときとでは負荷が変わってしまいます。**筋力アップをする際は、常に同じ負荷がかかっていることが大切**です。これが砂袋をお勧めする理由です。

運動としてやろうとすると、時間がなかったり、天気に左右されることもあるかもしれませんが、家に帰ったら、砂袋を足に装着すると決めておけば、家の中を歩くだけでもいい運動になり、消費カロリーも増えます。装着したまま階段の上り下りをするとそれだけで、かなりの運動量になります。

まずは無理せずに軽いものからチャレンジしてください。そして慣れてきたら、重りを重くし、腰痛にならない体を手に入れましょう。

腰痛を予防する筋力強化トレーニング 1

# いつでもどこでも簡単！ 椅子から立って座るだけのスクワット

**［ 意識する筋肉 ］**

**大腿四頭筋《だいたいしとうきん》・大臀筋《だいでんきん》**

■ 大腿四頭筋

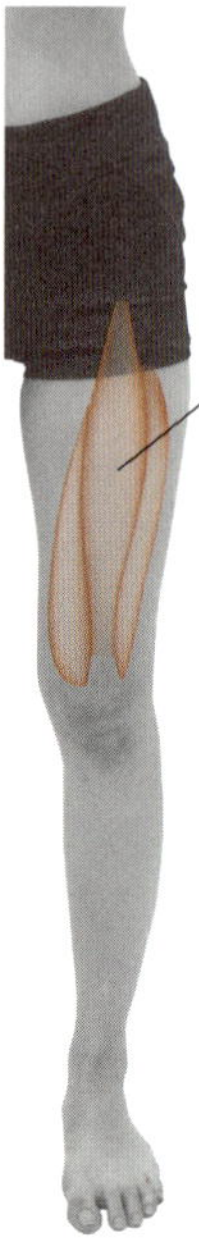

太ももの前面にある
筋肉（大腿四頭筋）を
意識する

■ 大臀筋

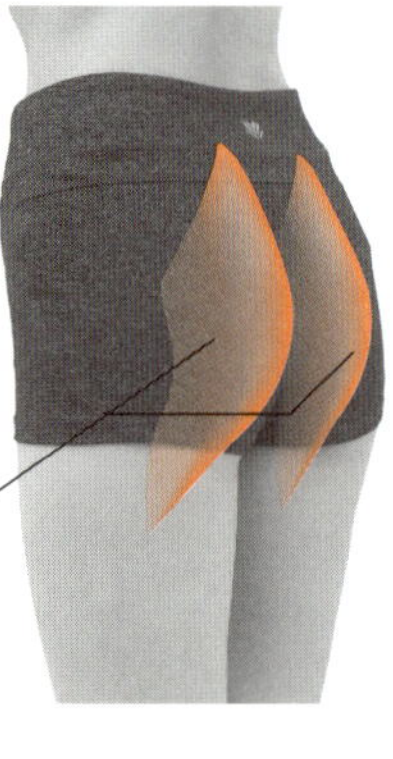

お尻の筋肉を
意識する

初級

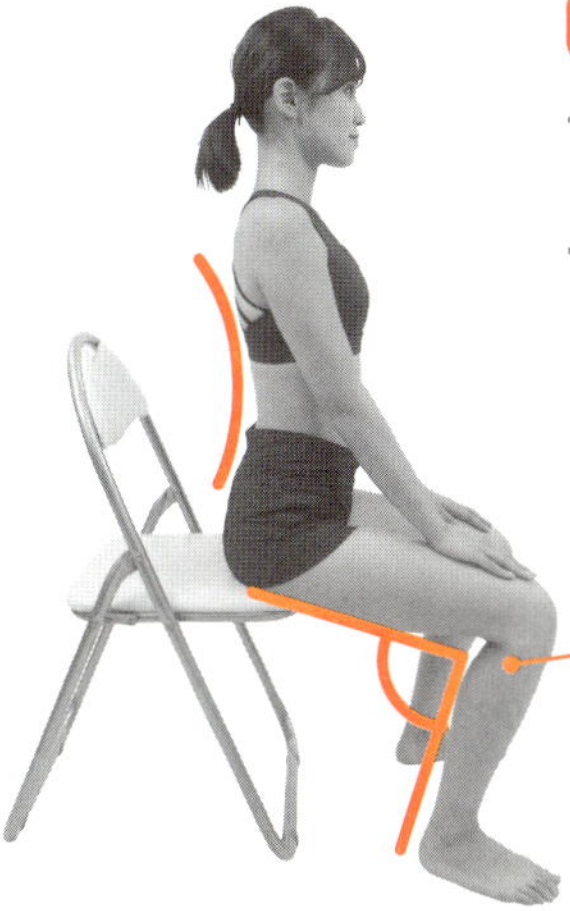

椅子の高さの目安は、ひざの角度が90度より広くなるもの

## 1 ［基本姿勢］高めの椅子に腰かける

高めの椅子の目安は、座ったときにひざの角度が90度より広くなるもの。座ったときにねこ背にならないように気をつける。

## 2 立ち上がる

椅子から立ち上がる。太ももに手をついて立ち上がってもかまわない。立ち上がったら、グッと背中をそらすのがポイント。

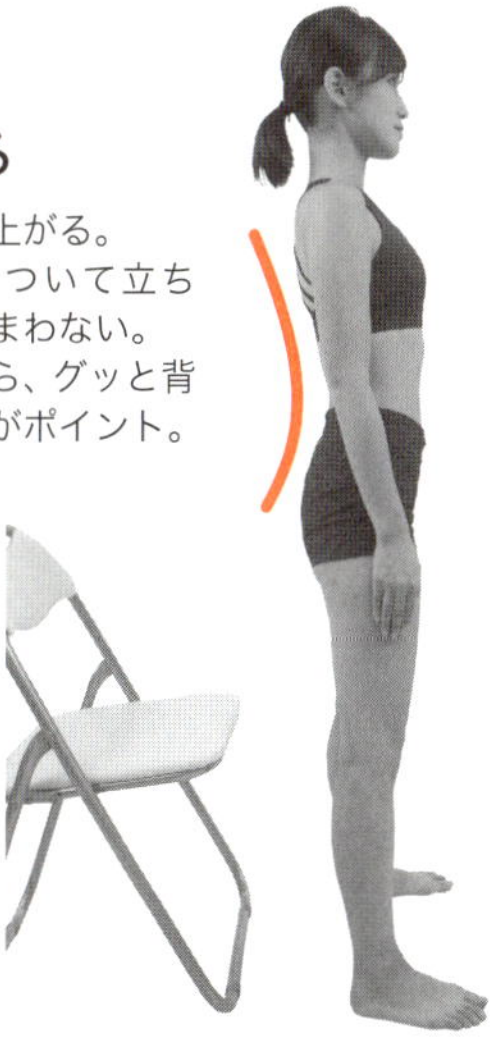

## 3 基本姿勢に戻り、10回繰り返す

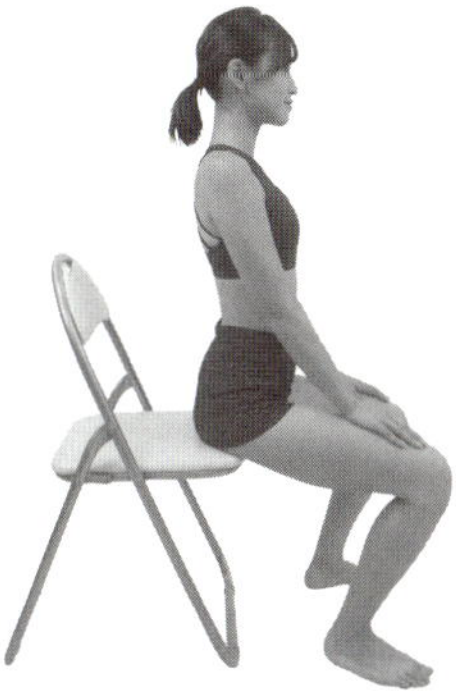

上級❶

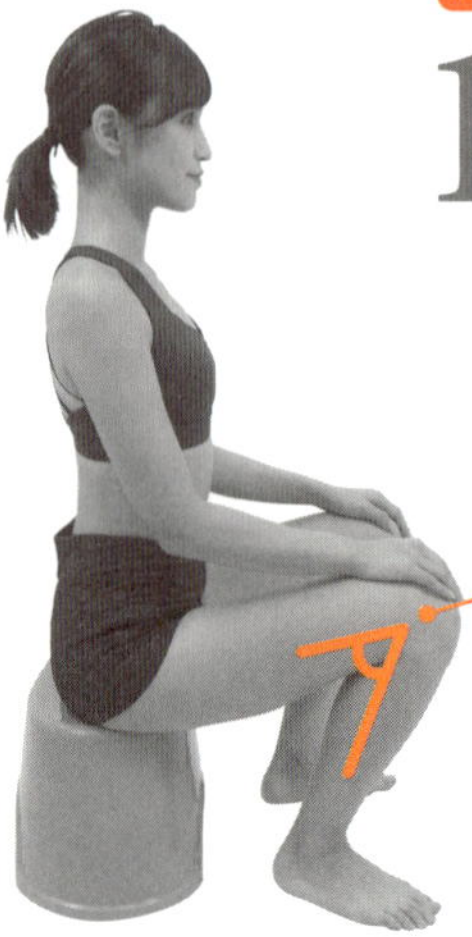
椅子の高さの目安は、
ひざの角度が90度より狭くなるもの

## 1 ［基本姿勢］

**初級より低い椅子（風呂椅子など）を用意する**

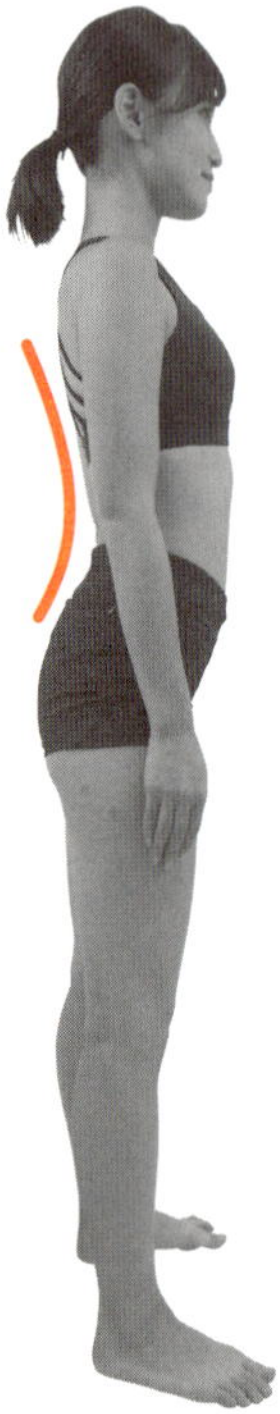

## 2 立ち上がる

椅子から立ち上がる。
立ち上がりにくい人は、太ももに手をついて立ち上がってもかまわない。
立ち上がったら、グッと背中をそらすのがポイント。

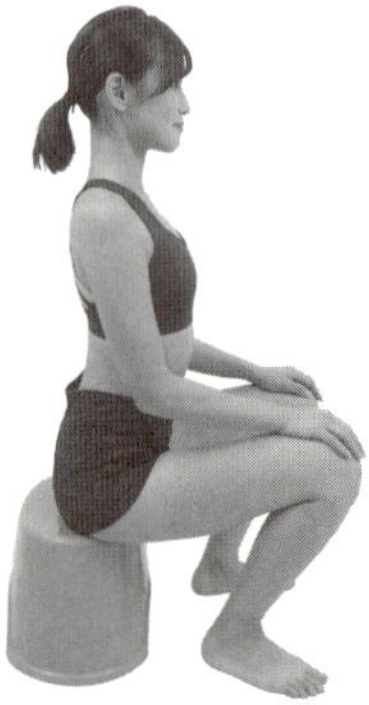

## 3 基本姿勢に戻り、10回繰り返す

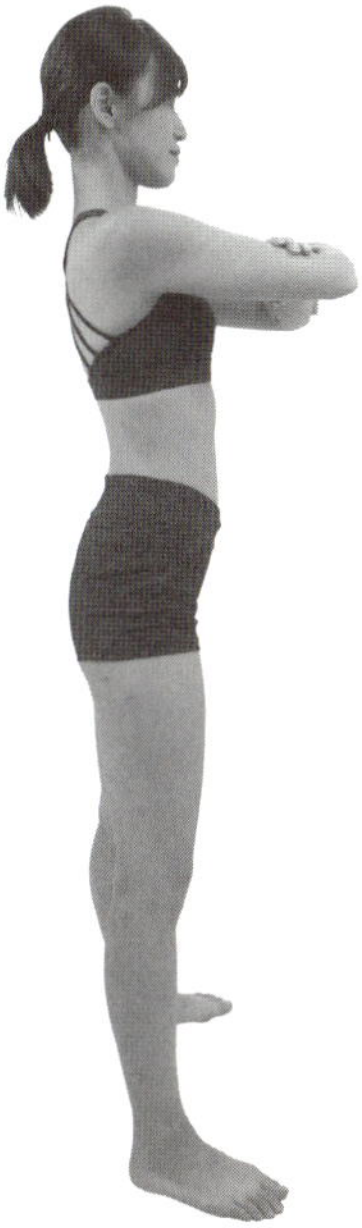

**上級❷**

## 1 ［基本姿勢］
## 肩幅くらいに足を開いて体の前で腕を組む

体に対して腕が90度になるように組むのがポイント。

## 2 腰を落とす

お尻を突き出すように腰を落とす。ポイントは、つま先より前にひざが出ないようにする。

背中をしっかりそらす。

太ももの裏からお尻にかけて突っ張る感じがしたら、トレーニングがうまくいっている。

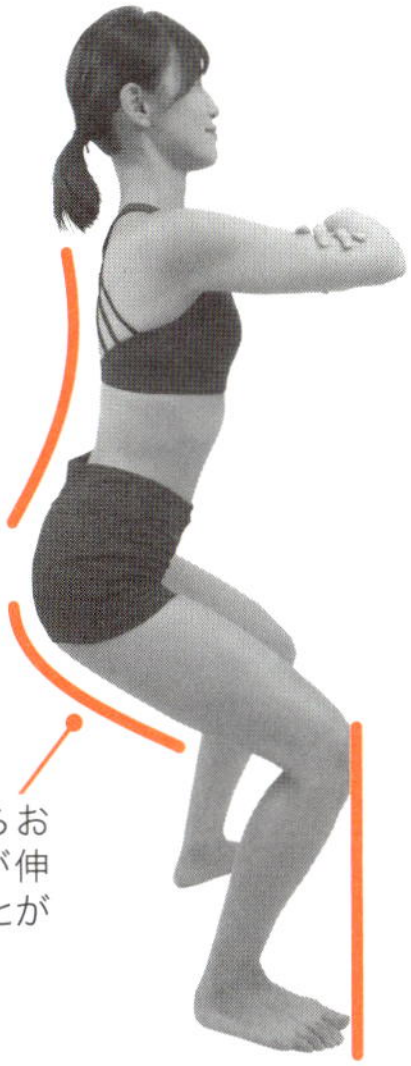

太ももからお尻の筋肉が伸びていることが感じられる

**NGバージョン**

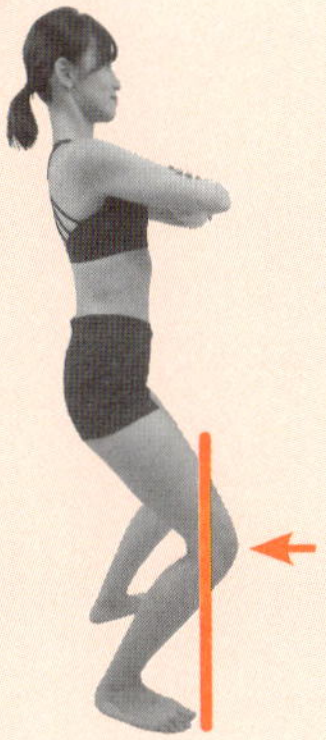

ひざがつま先より前に出ているのはNG

## 3 基本姿勢に戻り、10回繰り返す

腰痛を予防する筋力強化トレーニング 2

# 階段を使って　ワンツーステップ

腸腰筋《ちょうようきん》は、大腰筋《だいようきん》と腸《ちょう》骨筋《こつきん》を2つあわせた呼び名です。

腸腰筋が弱くなると腰に力が入らなくなり、腰痛となります。

また、腰に力が入らなくなることで、腰が曲がったり、ねこ背になったり、姿勢にも多大な影響をおよぼします。

[ 意識する筋肉 ]

**腸腰筋《ちょうようきん》**

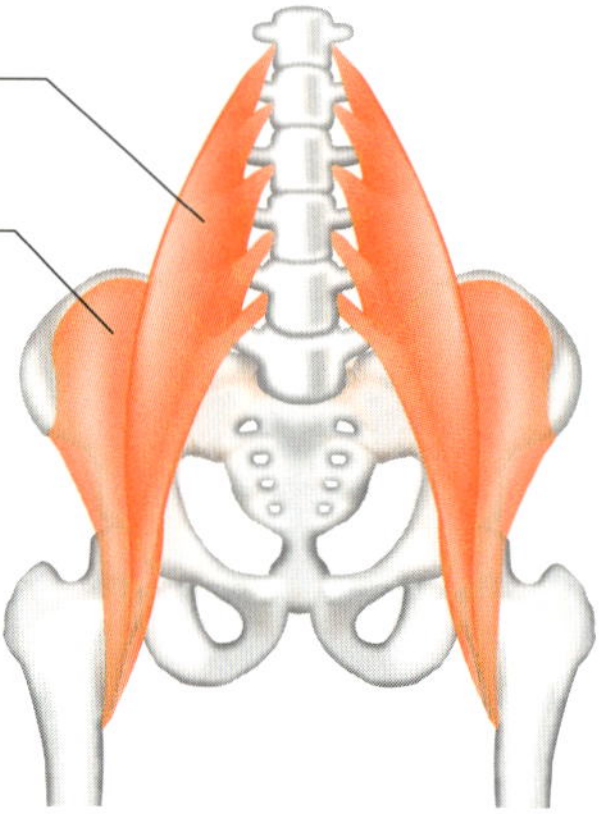

**初級**

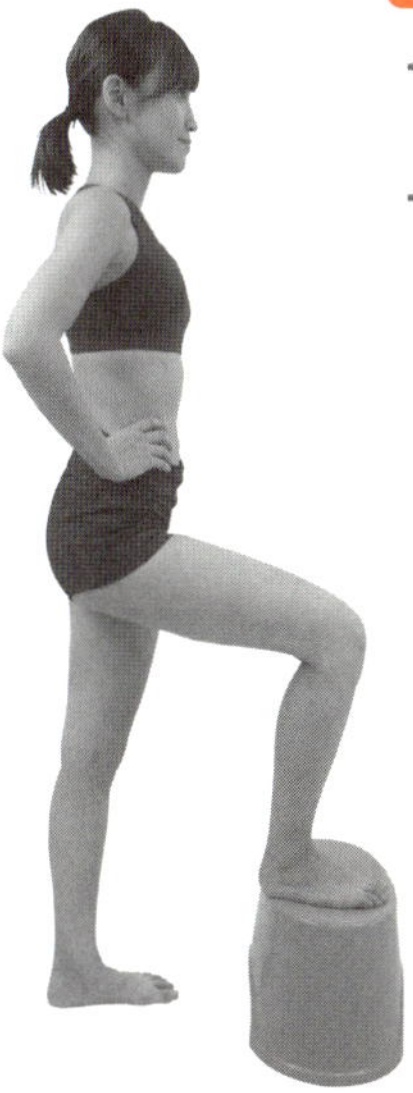

## 1 ［基本姿勢］

**背中をそらして、段差の前に立つ**

段差がない場合は、風呂椅子や雑誌を積み重ねる。

## 2 段に上る

雑誌などで段をつくった場合は滑りやすいので気をつける。片足ずつ段に上り、台の上で足をそろえる。背中をしっかりそらす。

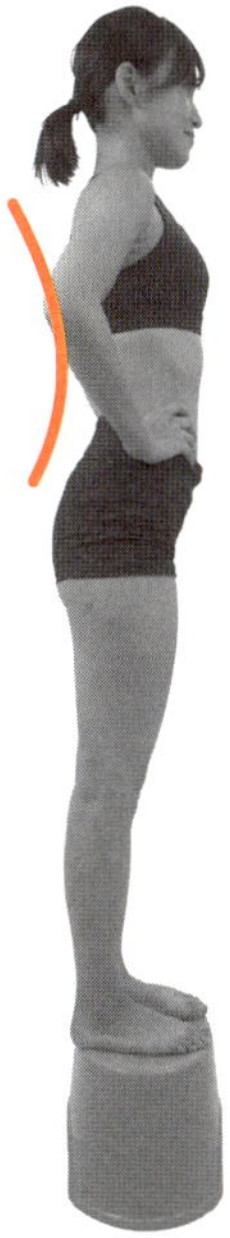

**NGバージョン**

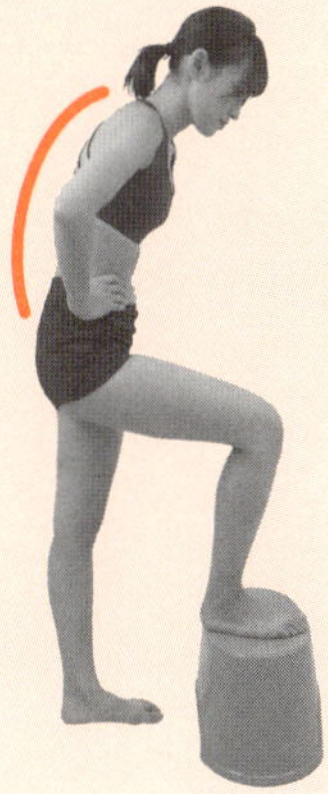

ねこ背で段を上り下りするのはダメ

## 3 基本姿勢に戻り、20回繰り返す

上級❶

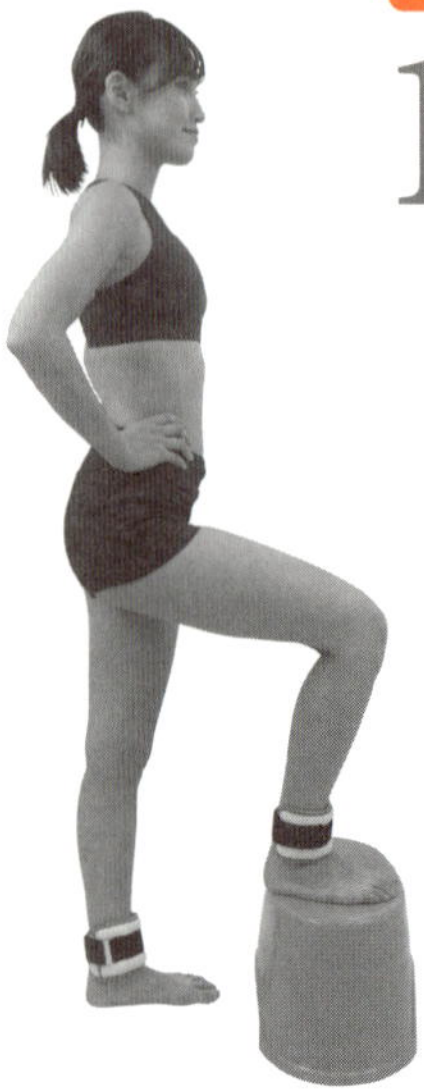

## 1 [ 基本姿勢 ]

**初級よりも高い段差が用意できれば用意する**

背中をそらして、段差の前に立つ。段差がない場合は、風呂椅子や雑誌を積み重ねる。

※ 足に砂袋をつける

## 2 段に上る

雑誌などで段をつくった場合は滑りやすいので気をつける。片足ずつ段に上り、台の上で足をそろえる。背中をしっかりそらす。

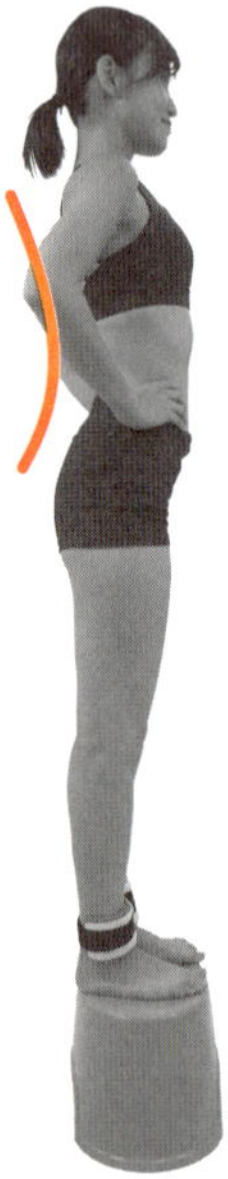

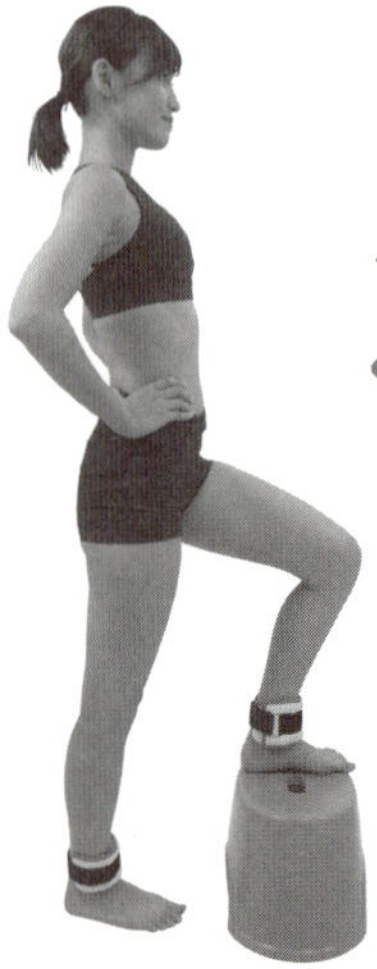

## 3 基本姿勢に戻り、20 回繰り返す

## 上級❷

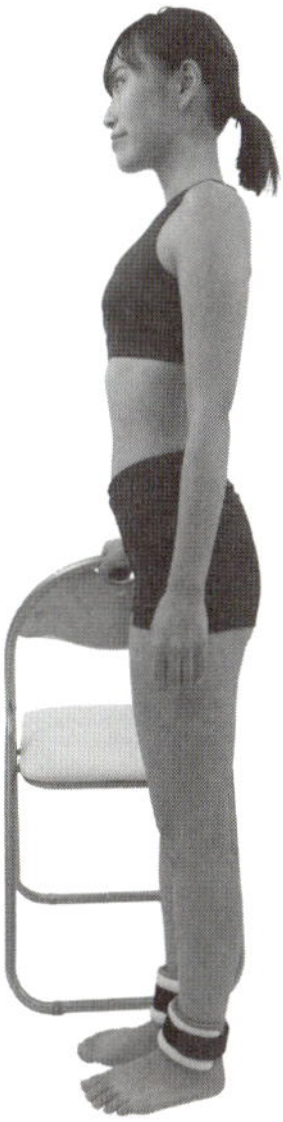

# 1

**[ 基本姿勢 ]**

**椅子につかまって立つ**

足に砂袋をつける。

# 2

**太ももを上げる**

椅子の背もたれにつかまり、太ももを90度になるくらいまで上げる。お腹の奥のほうの筋肉を使っているのを感じたら、トレーニングがうまくいっている。

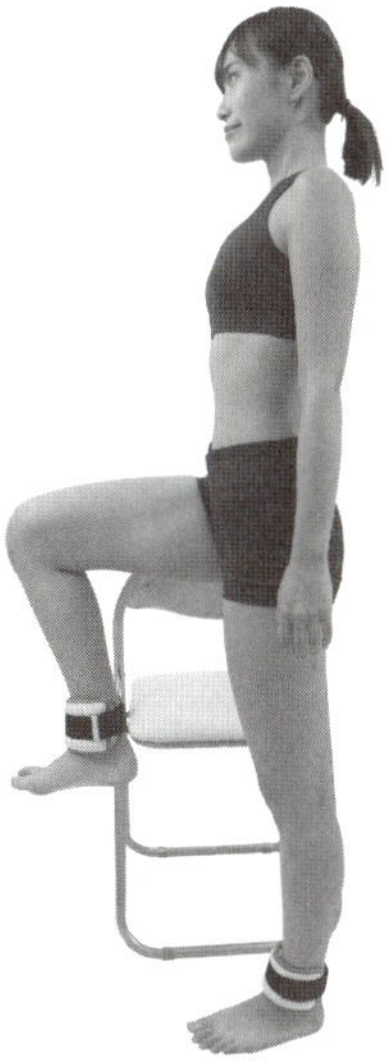

**NGバージョン**

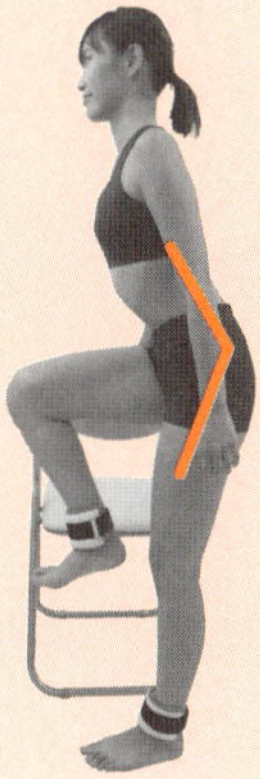

腰が、くの字に曲がるのはダメ

# 3

**基本姿勢に戻り、10回繰り返す**

# 起床時や寝る前に布団でできる お尻のトレーニング

大臀筋《だいでんきん》は、人体の中で最も大切な筋肉のひとつです。

基礎代謝の向上を考えていくうえでも、とても有効です。

お尻は年齢とともに垂れ下がってきますが、大臀筋を鍛えることで、ヒップアップができ、美しいお尻になります。

[ 意識する筋肉 ]

大臀筋《だいでんきん》

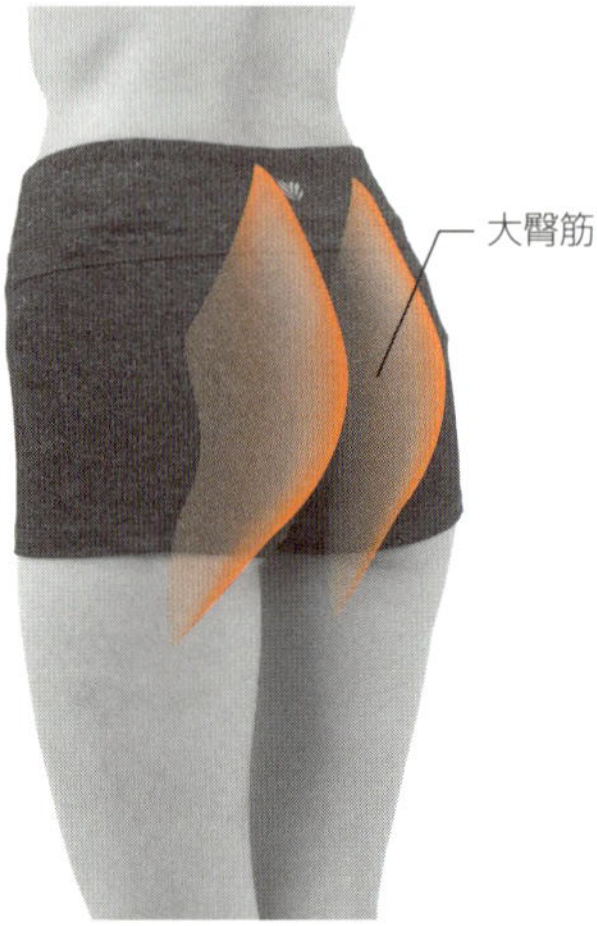

初級

## 1 ［基本姿勢］
### 床に仰向けになり、胸に手をあてて、ひざを立てる

仰向けに寝てひざを立てる。

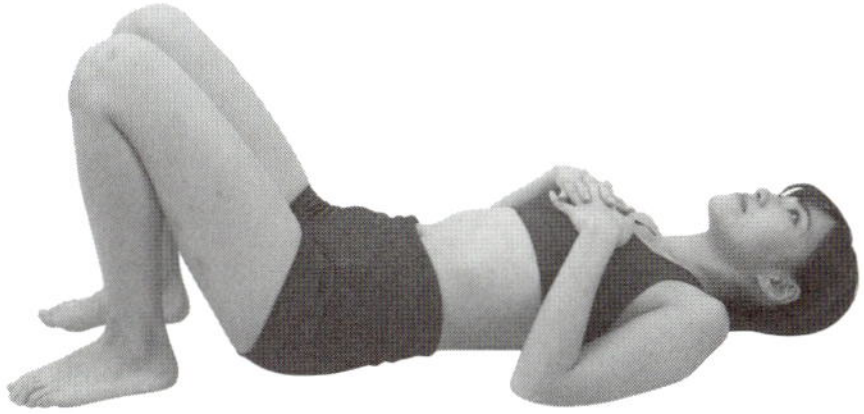

## 2 お尻を持ち上げる

横から見たときに、お腹からひざまで一直線になるように意識する。

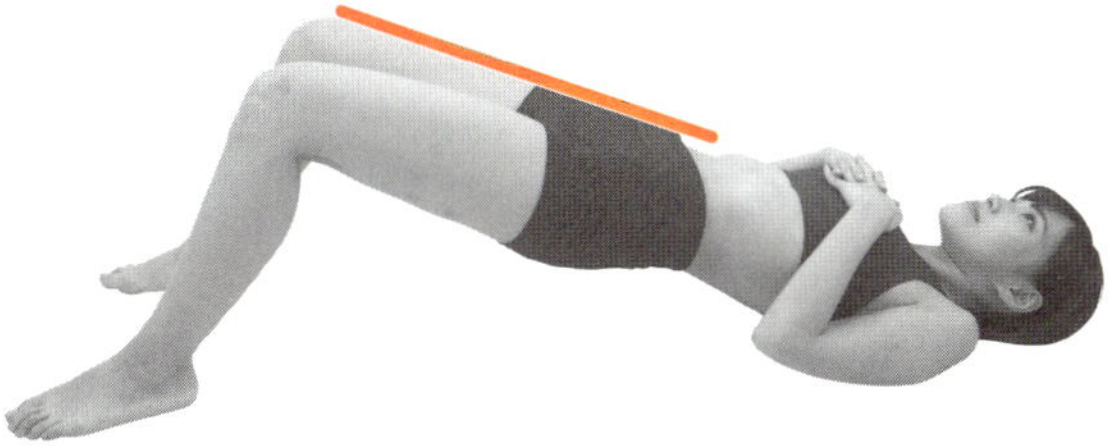

## 3 基本姿勢に戻り、20 回繰り返す

慣れてきたら、基本姿勢でひざを立てるとき、お尻と足の距離を徐々に離してチャレンジしてみる

上級

## 1 ［基本姿勢］
## うつぶせに寝る

うつぶせになって、つま先を
立てる。

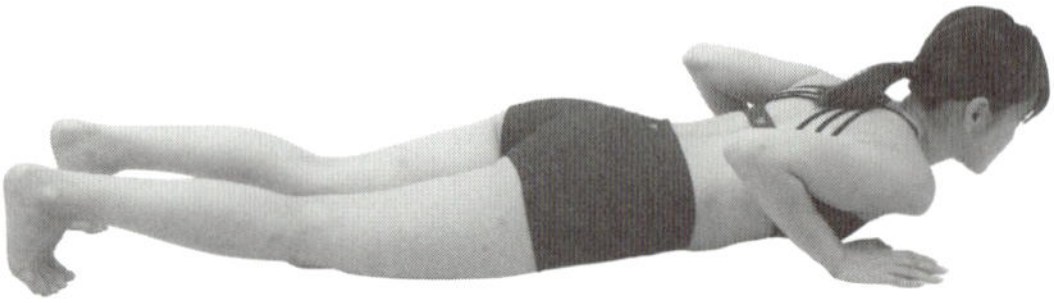

## 2 足を上げる

お尻に力が入っている
ことを意識する。

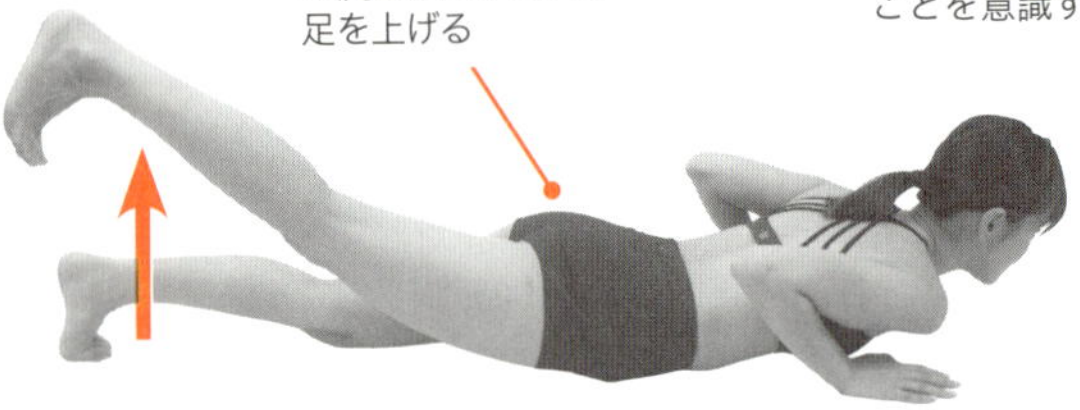


## 3 基本姿勢に戻り、20 回繰り返す

慣れてきたら、足に砂袋
をつけてみる。

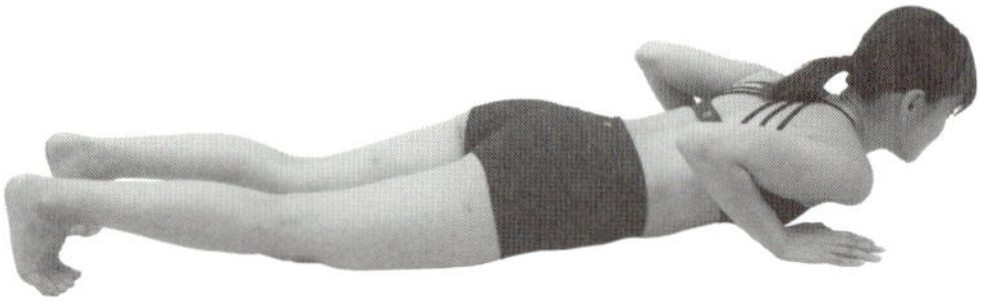

※ もうひとつの上級編は152頁参照

腰痛を予防する筋力強化トレーニング 4

# テレビを見ながらラクラクできる　横向き足上げ

［ 意識する筋肉 ］

中臀筋《ちゅうでんきん》（お尻の横の筋肉）

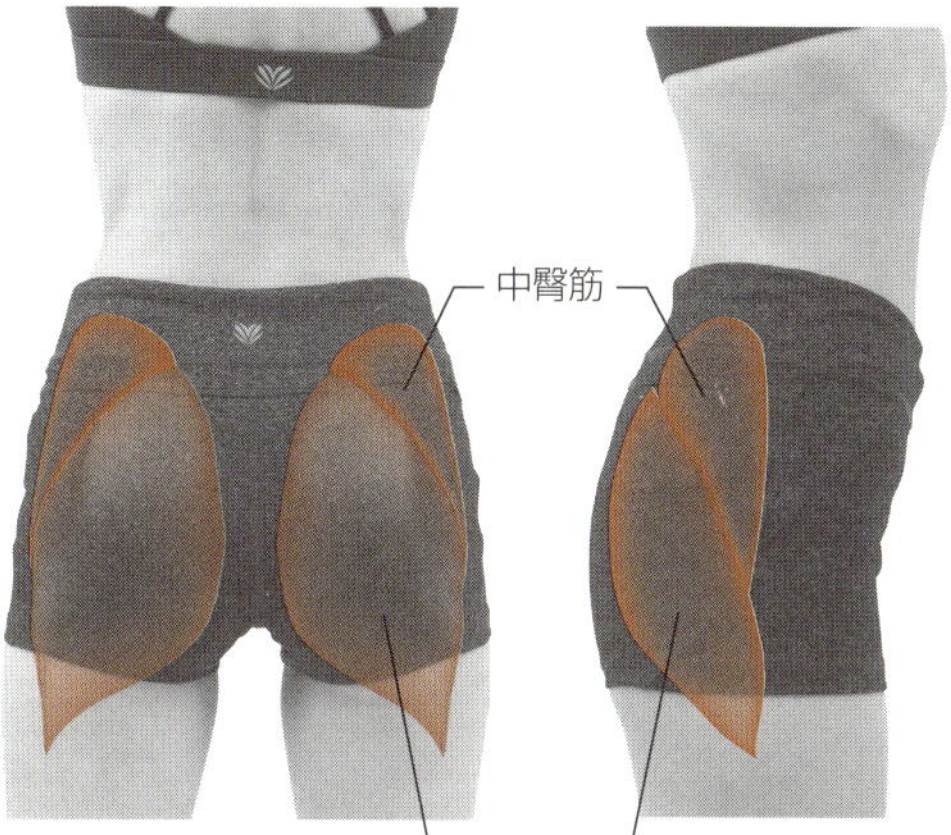


中臀筋《ちゅうでんきん》という筋肉は、骨盤を支える大事な筋肉です。この筋力が落ちると、片足立ちでふらついてしまいます。

この筋肉の左右の筋力の差を感じた場合は、要注意です。

そのような人はこのトレーニングをやったあとに立ち上がると、今までと違う安定感を感じることでしょう。

初級

# 1
[ 基本姿勢 ]
## 横向きに寝る

頭の下に手で枕をつくる。下の足を曲げて、上の足はまっすぐ伸ばす。このとき、上から見て頭から足先が一直線になるようにする。

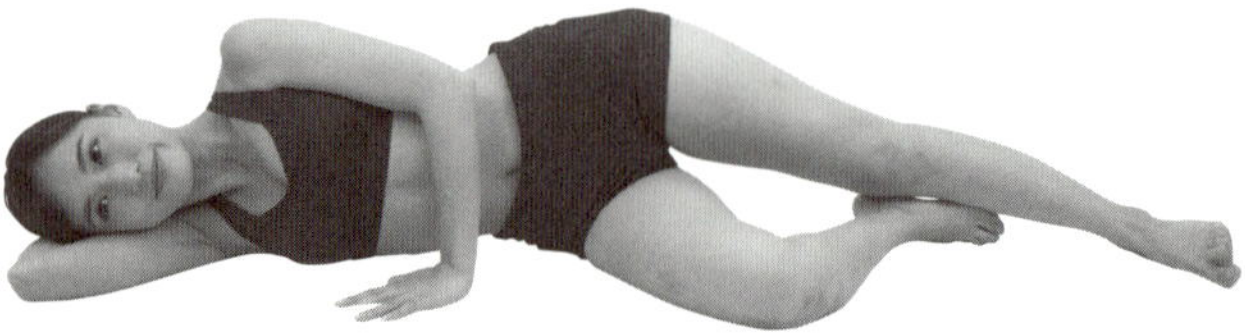

# 2
## 足を上げる

上の足を上げる。上から見て頭からつま先が一直線になるように意識する（下の写真）。中殿筋（お尻の横の筋肉）が刺激されているのを感じたら、トレーニングがうまくいっている。体は、床に対して垂直になるよう保つことがポイント。上げた足は完全に下ろしきる前に、再び足を上げる。

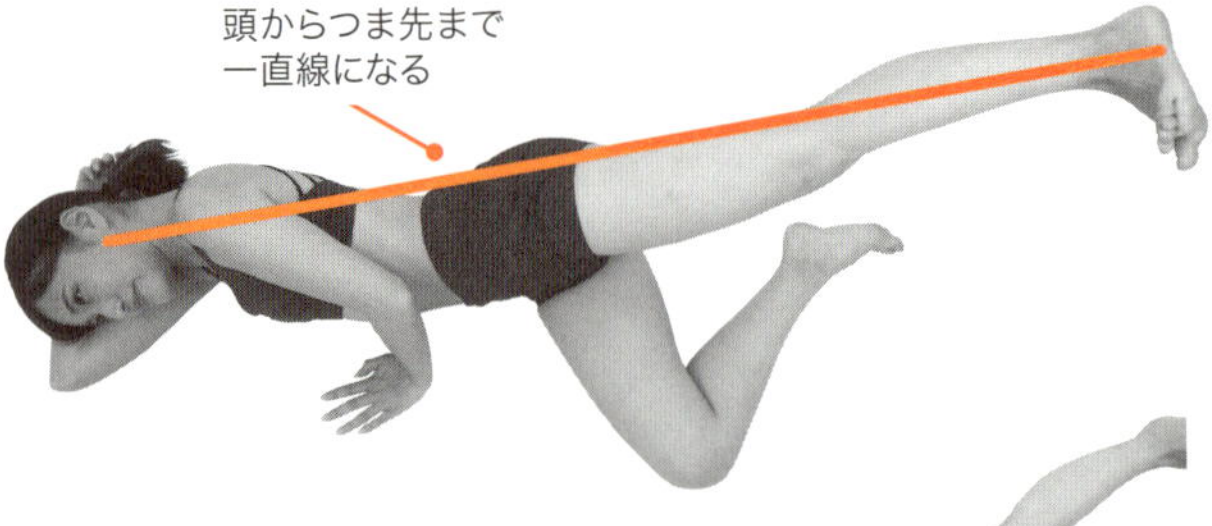
頭からつま先まで
一直線になる

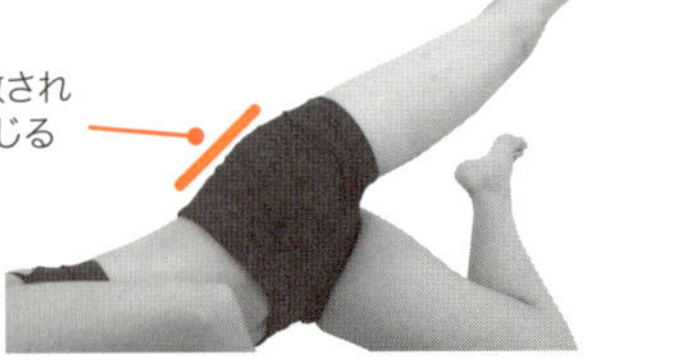
中臀筋が刺激され
ているのを感じる

※ 上級編は152頁参照

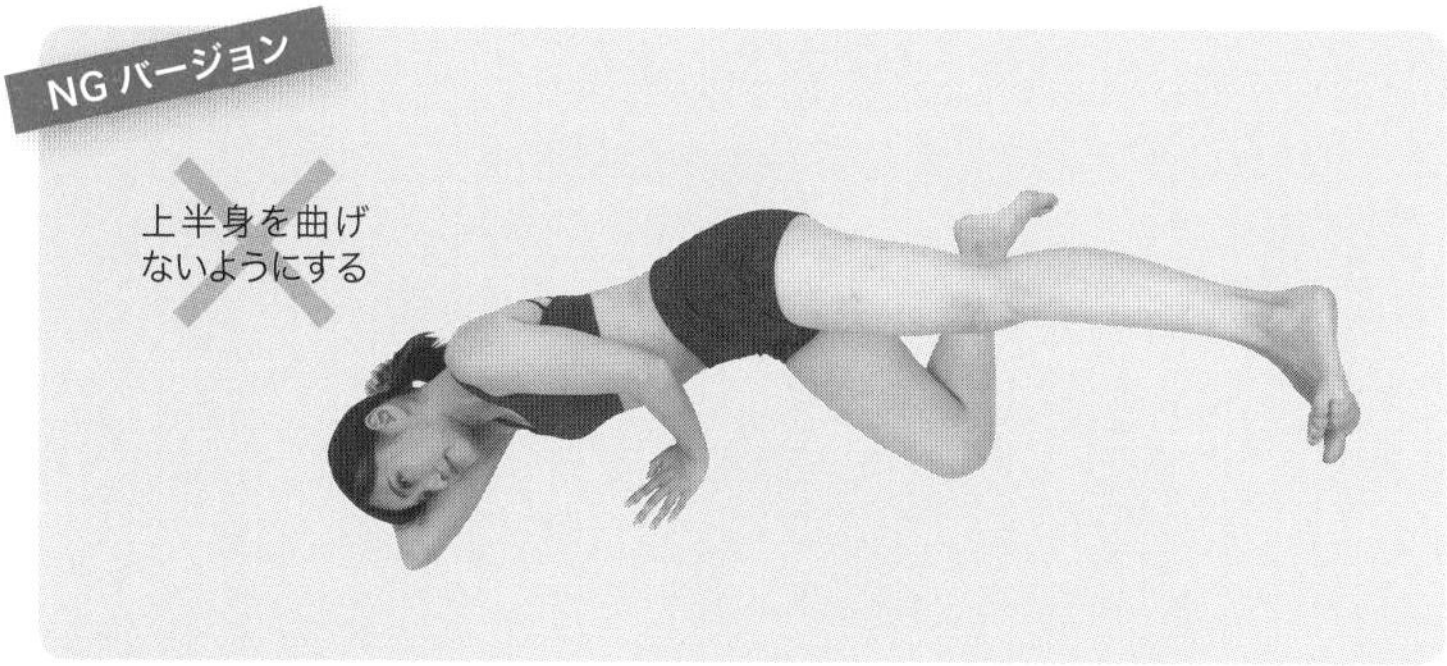
NG バージョン
上半身を曲げ
ないようにする

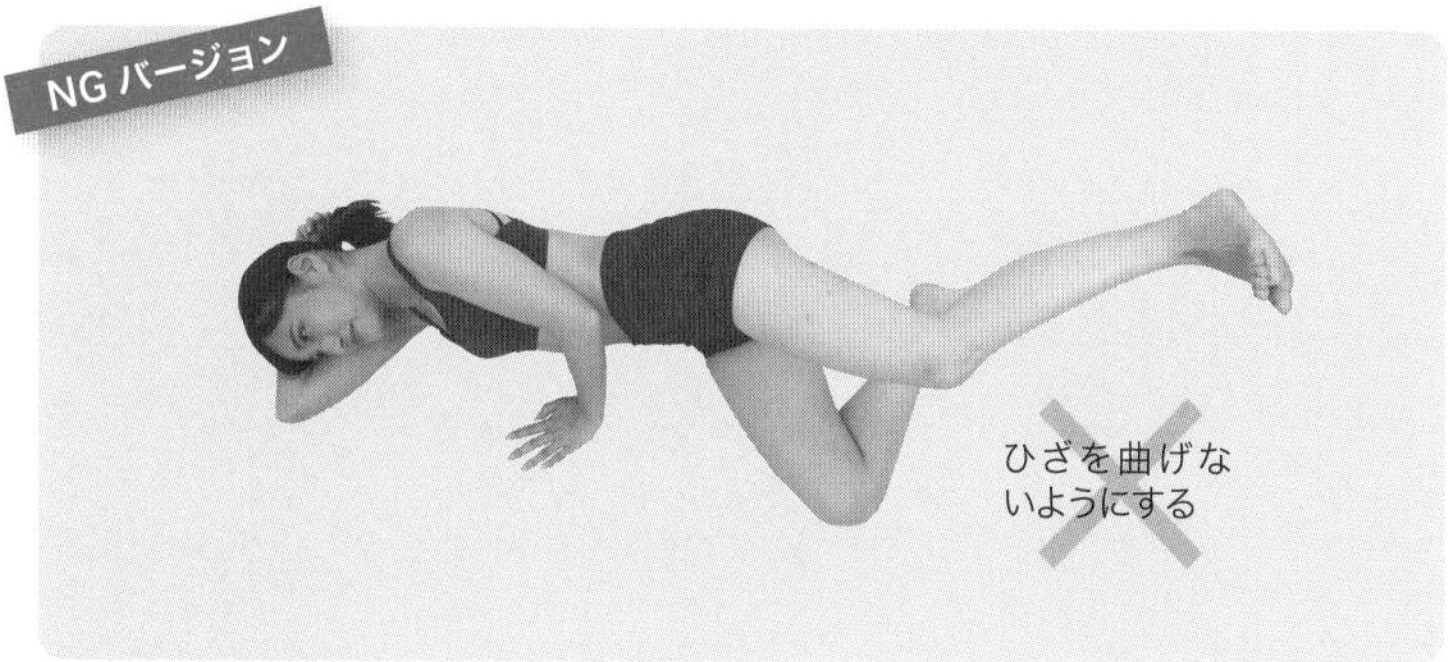
NG バージョン
ひざを曲げな
いようにする

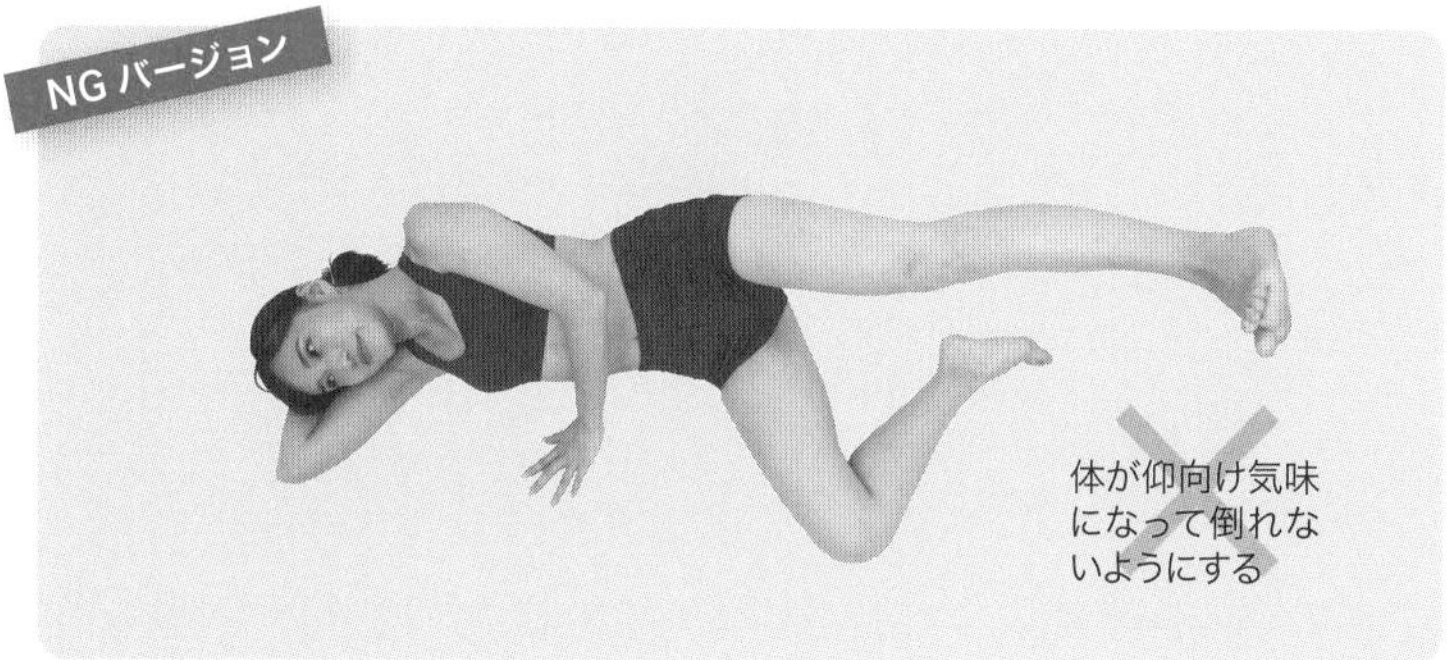
NG バージョン
体が仰向け気味
になって倒れな
いようにする

腰痛を予防する筋力強化トレーニング 5

# 仕事や家事の合間にできる　太ももトレーニング

ハムストリングは次の3つの筋肉で構成されています。

❶ **大腿二頭筋《だいたいにとうきん》**
❷ **半腱様筋《はんけんようきん》**
❸ **半膜様筋《はんまくようきん》**

ハムストリングは、股関節を伸ばしたり、ひざ関節を曲げたりするのにとても大切な筋肉です。

**[ 意識する筋肉 ]**

**ハムストリング（太ももの裏の筋肉）**

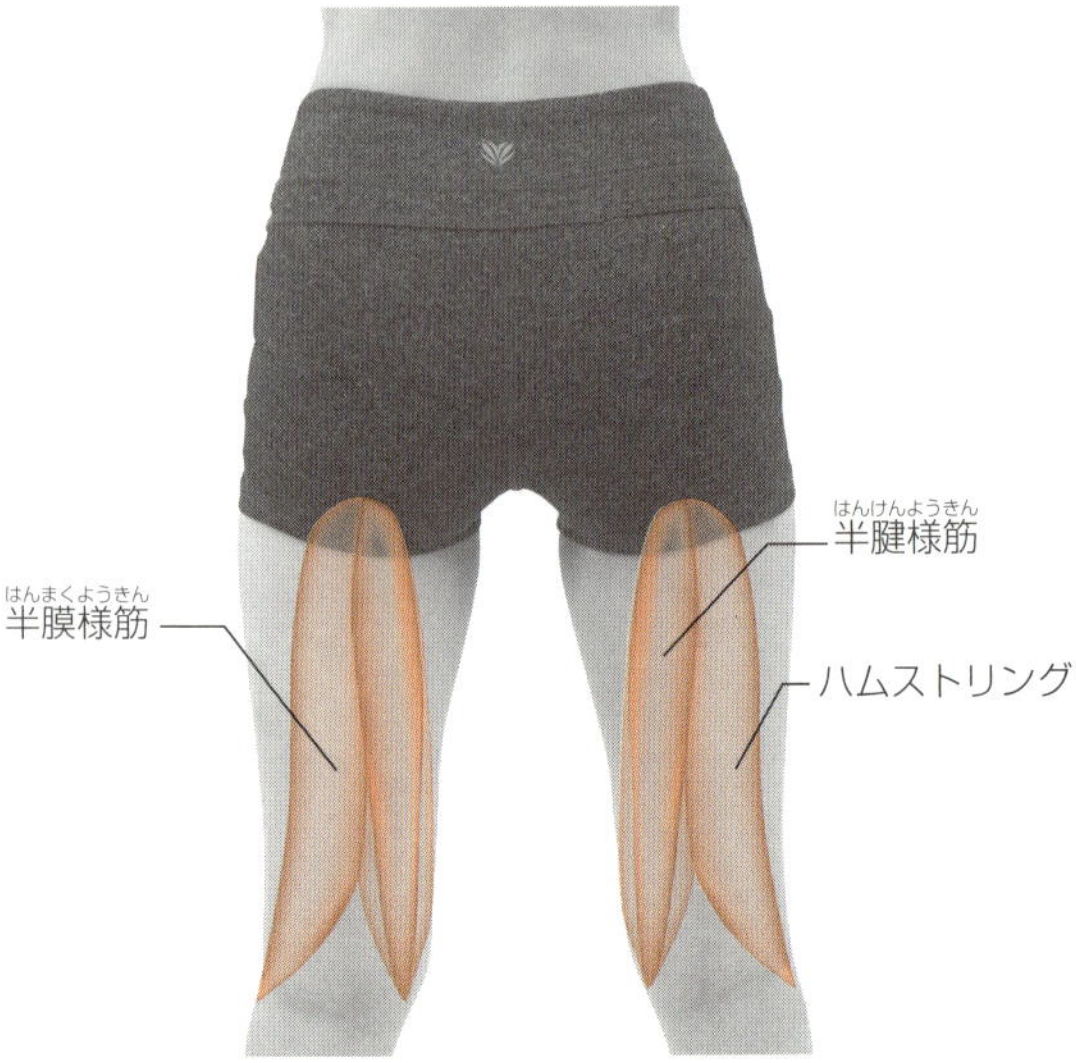

初級

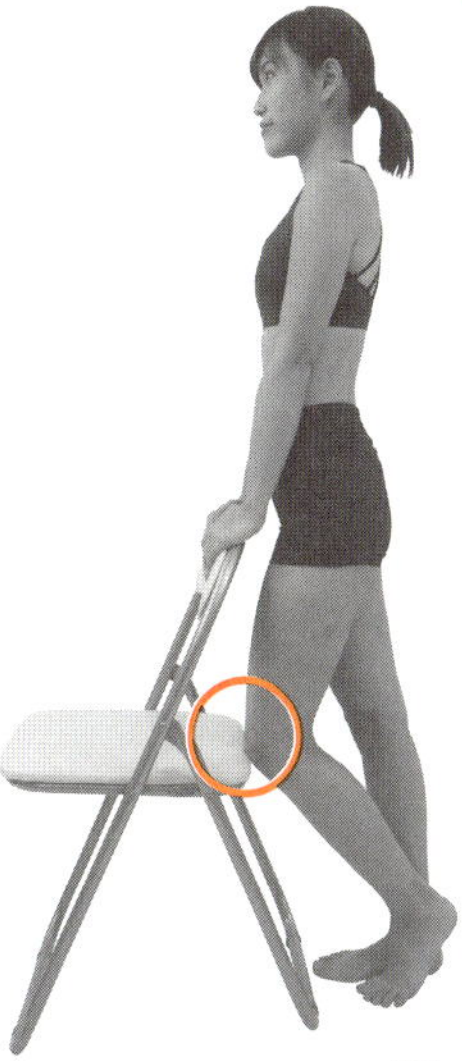

## 1 ［基本姿勢］テーブルや台に手をつく

足の前面をテーブルや台にしっかりつけて固定する。

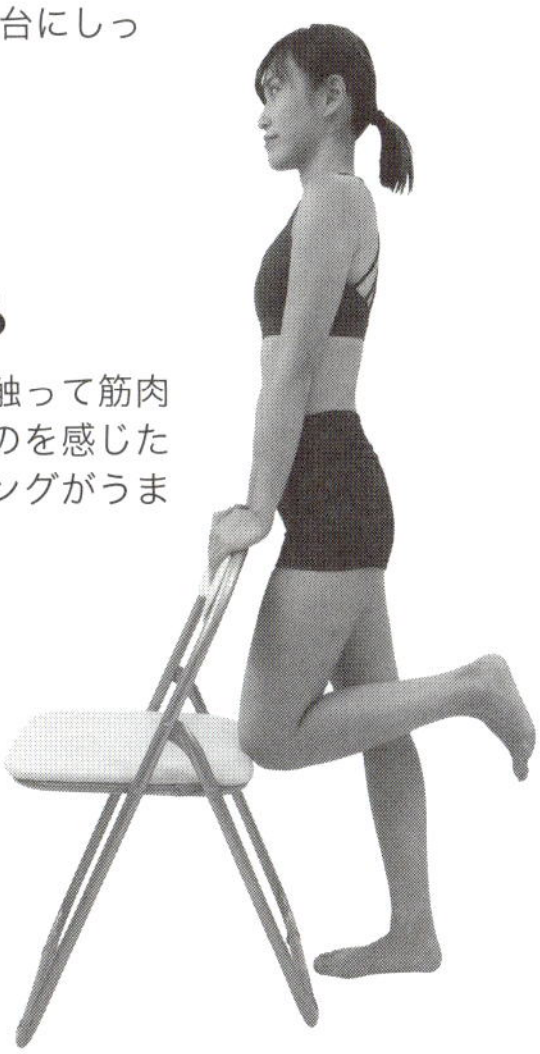

## 2 足を上げる

太ももの裏を触って筋肉が張っているのを感じたら、トレーニングがうまくいっている。

## 3 基本姿勢に戻り、20 回繰り返す

NG バージョン

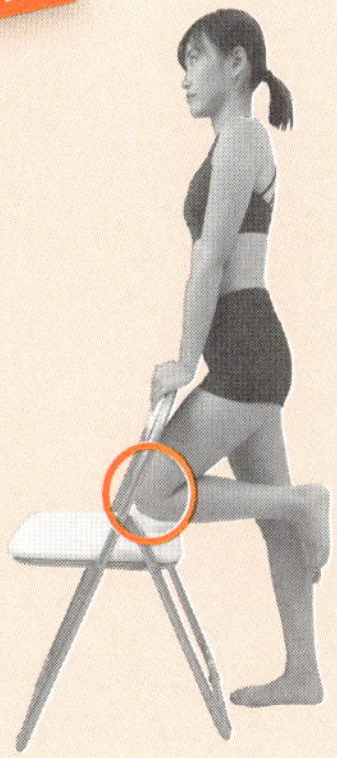

人間は楽に足を上げようとするので、足を固定しないと、後ろに蹴り出すのではなく、体の前側に上げようとしてしまう。
これだとハムストリングではなく、太ももの前の筋肉を使うことになってしまう

※ 上級編は152頁参照

上級 1

［腰痛を予防する筋力強化トレーニング 3］

## 初級 の状態で足に砂袋をつける

さらに大臀筋を強化するトレーニングです。
やり方は 146 頁と同様です。

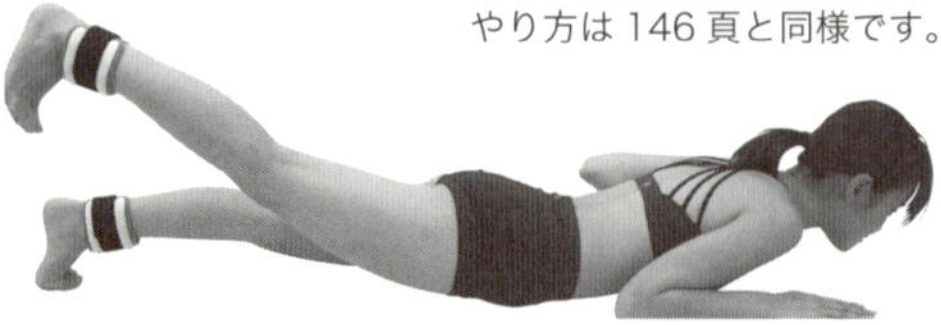

上級 1

［腰痛を予防する筋力強化トレーニング 4］

## 初級 の状態で足に砂袋をつける

さらに中臀筋を強化するトレーニングです。
やり方は 148 頁と同様です。

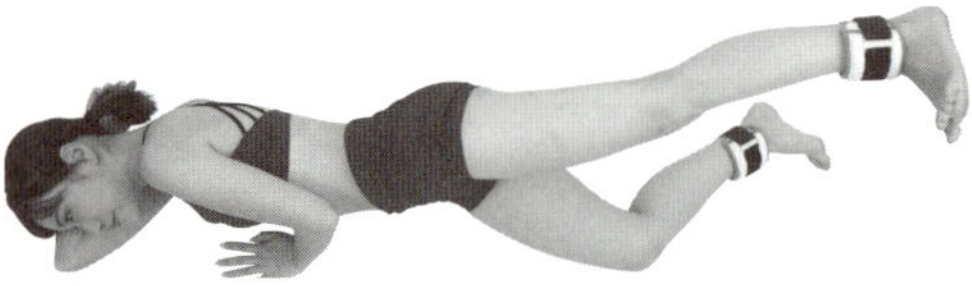

上級 1

［腰痛を予防する筋力強化トレーニング 5］

## 初級 の状態で足に砂袋をつける

さらにハムストリングを強化するトレーニングです。
やり方は 151 頁と同様です。

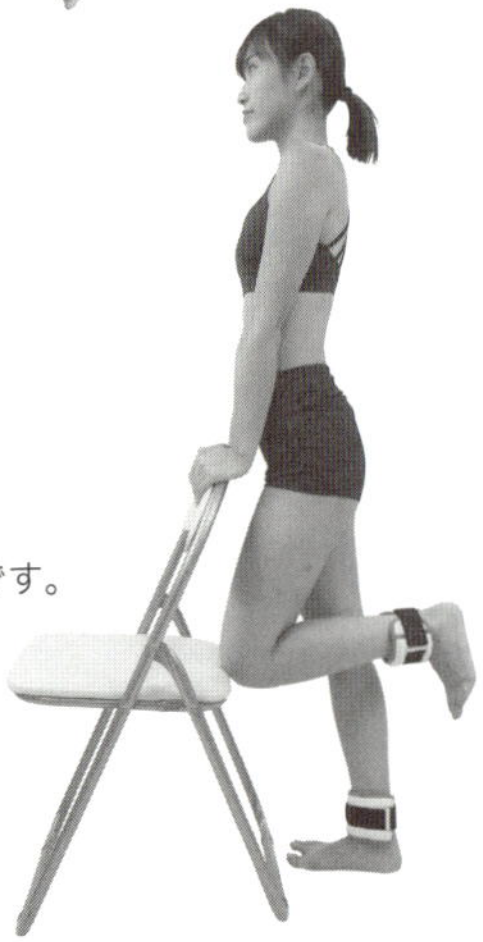

腰痛を予防する筋力強化トレーニング 6

# 寝転がって、足上げトレーニング　腹斜筋・腹直筋トレーニング

［意識する筋肉］

腹直筋《ふくちょくきん》・腹横筋《ふくおうきん》・腹斜筋《ふくしゃきん》

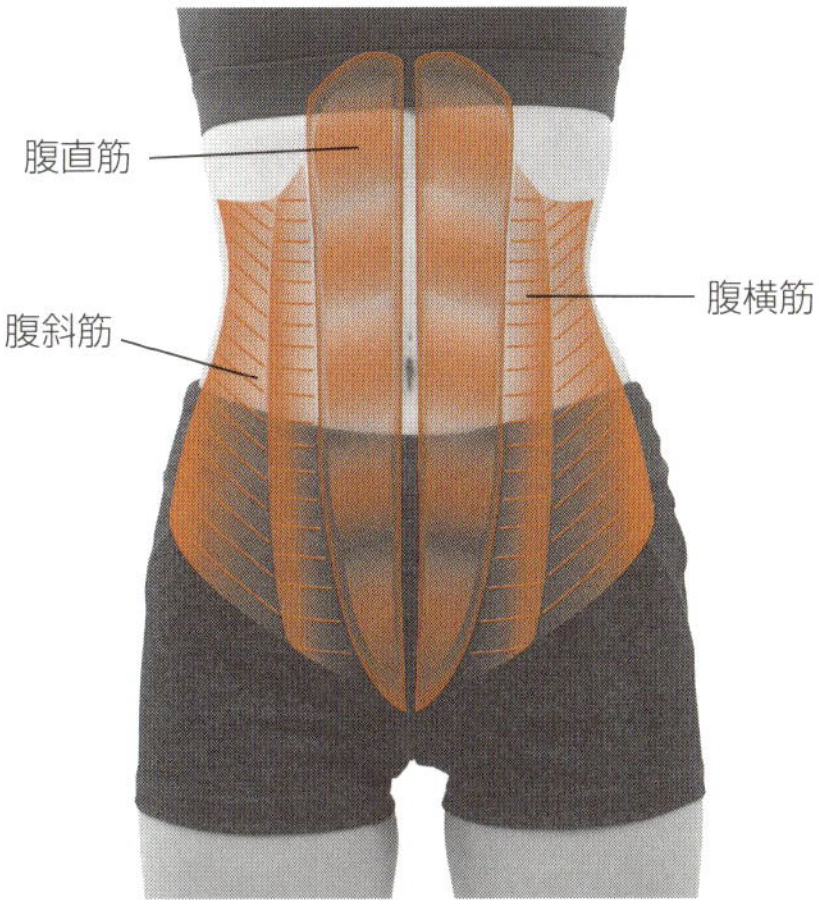


腹筋は、アウターマッスルである「腹直筋《ふくちょくきん》」と、インナーマッスルである「腹横筋《ふくおうきん》」と「腹斜筋《ふくしゃきん》」の3種類に分けられます。

これら3つの筋は、腹部のコルセットとして内臓の位置を保持する役目があるため、いつもコルセットをしている人は、この3つの筋が痩せてしまいます。

また、インナーマッスルを鍛えるとダイエット効果が高まります。

初級

## 1 [ 基本姿勢 ]
### 足を閉じて仰向けになる

足を閉じる。

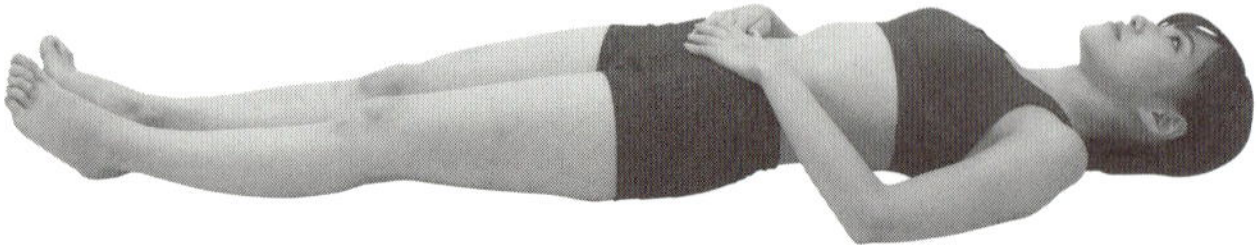

## 2 両足をそろえて上げる

足を上げて、おなかの奥のほうに、しっかり力が入っている感じがするところまで来たら止める。

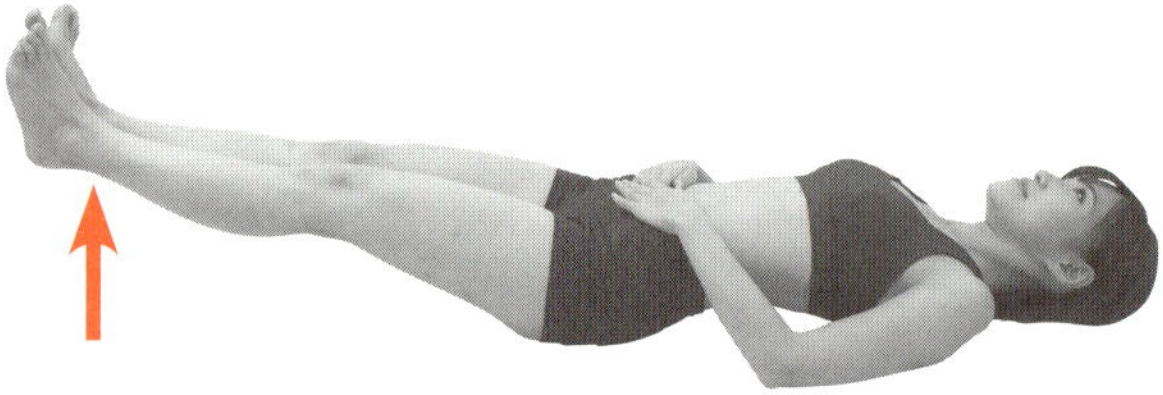

## 3 基本姿勢に戻って、10回繰り返す

慣れてきたら、完全に下ろしきらないうちに、再び足を上げるようにして、足を上下にする。

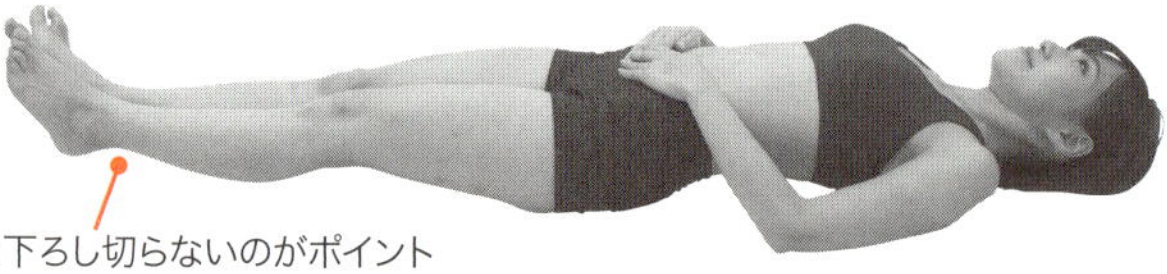

完全に下ろし切らないのがポイント

上級❶

1 ［基本姿勢］
初級 の状態から腹ばいになる

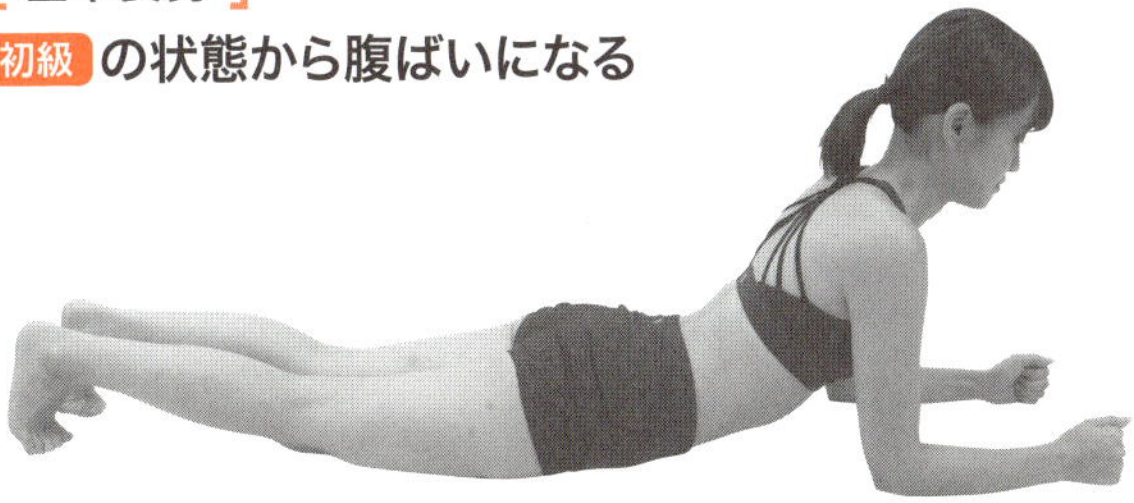

2 腹ばいになって床にひじをつき、つま先を立てる

顔は下を向く。横から見て、頭から足までが一直線になるようにする。この姿勢を30秒間キープする。

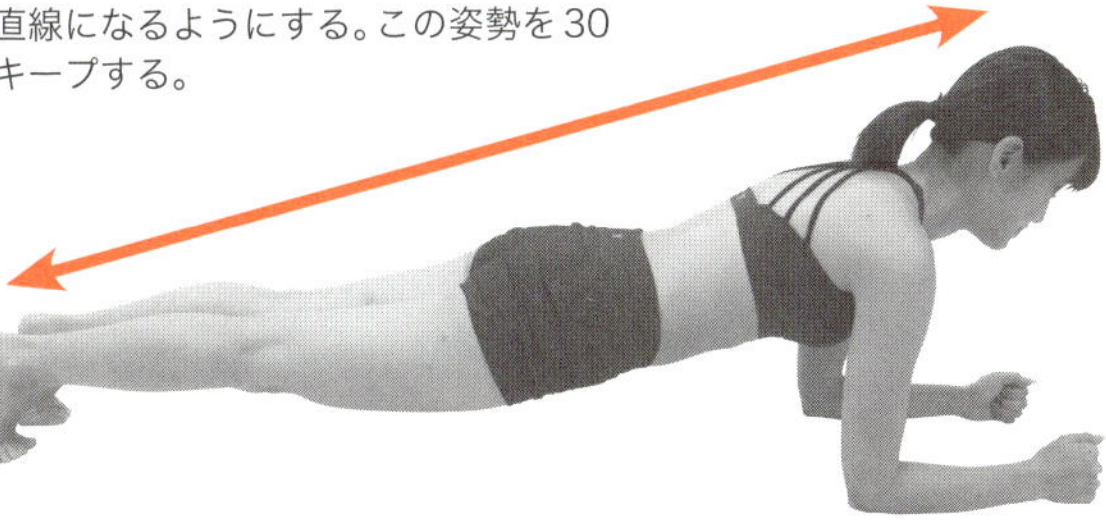

3 基本姿勢に戻って、5回繰り返す

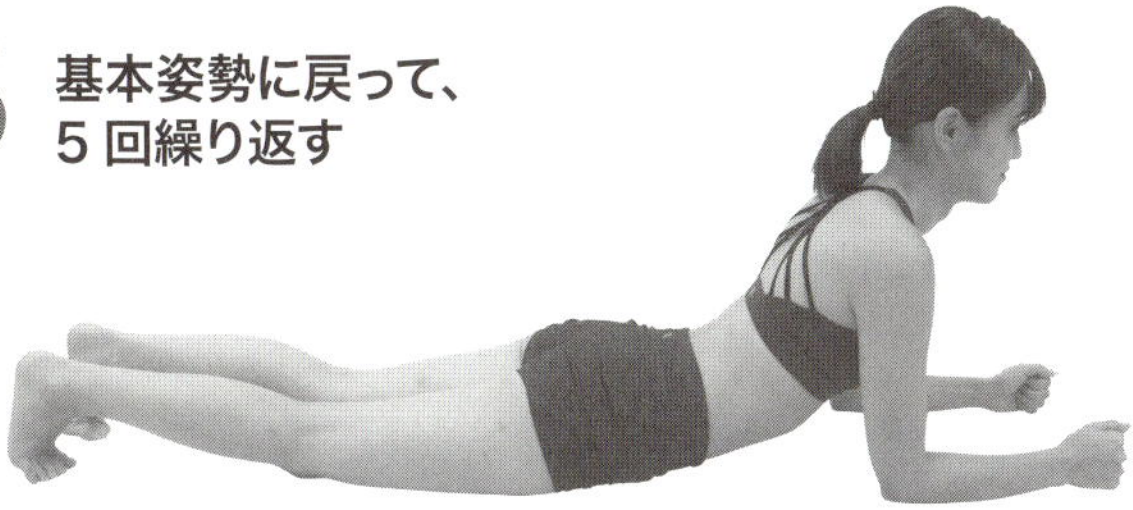

上級❷

1 ［基本姿勢］

上級❶の状態から横向きになる

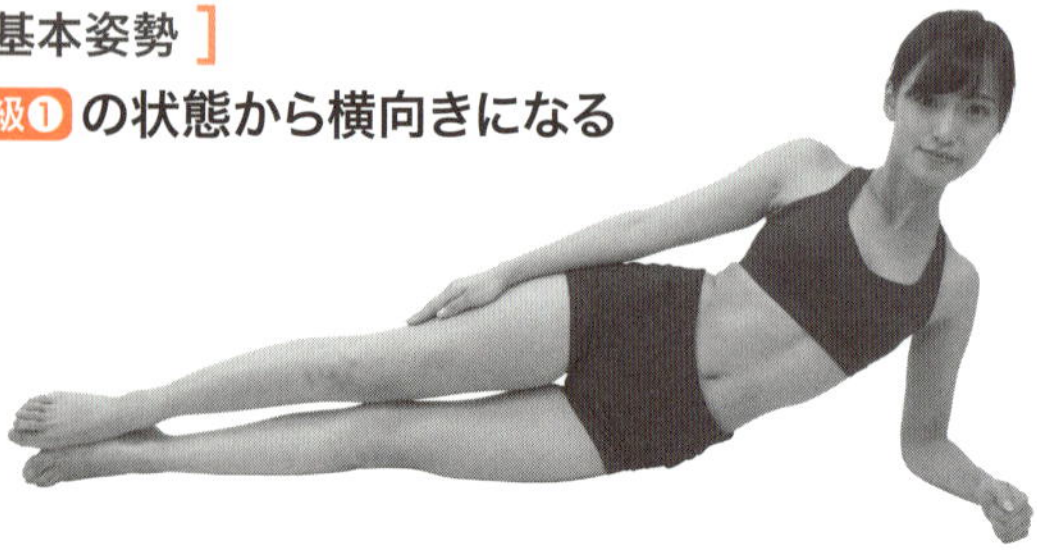

2 ひじを立てて、腰を浮かす

床についた腕と足に力を入れて床を押し、腰を床から浮かす。正面から見て、頭から足までが一直線になるようにする。この姿勢を30秒間キープする。

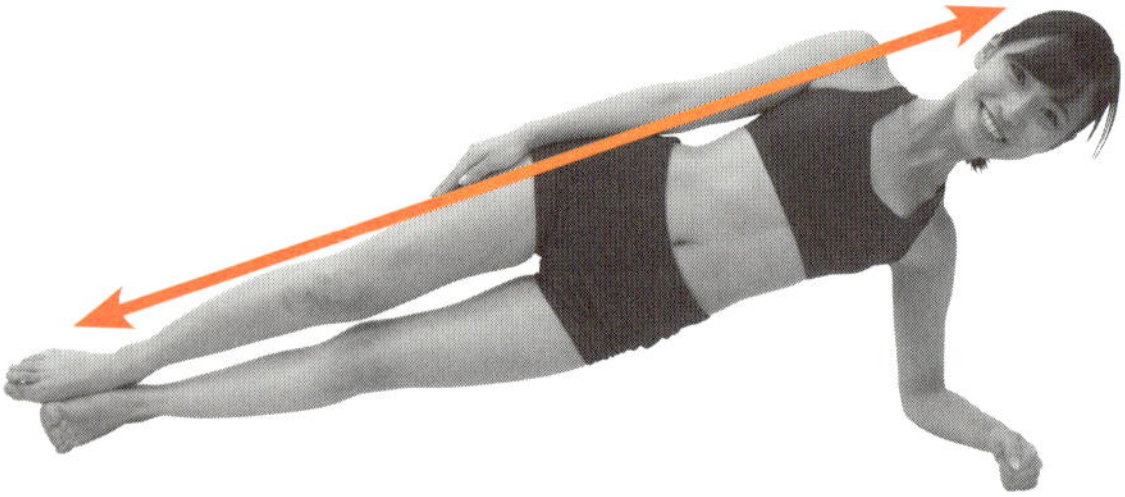

NGバージョン

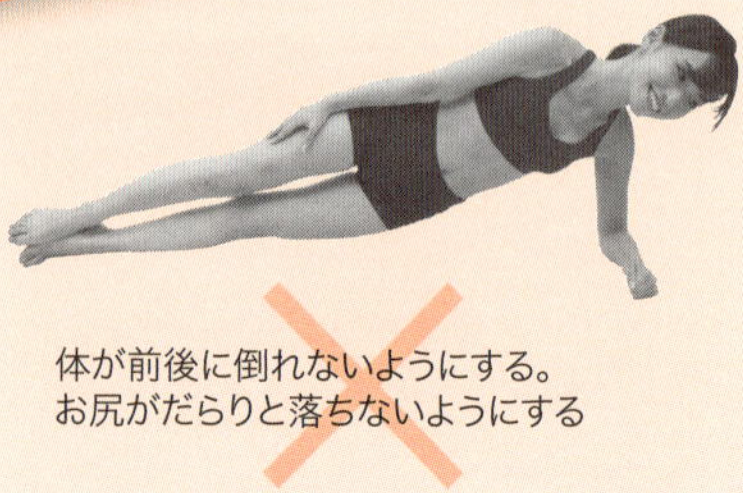

体が前後に倒れないようにする。
お尻がだらりと落ちないようにする

3 基本姿勢に戻って、5回繰り返す

第6章

# 骨盤を治せば体の不調が治る

骨盤のズレは、実は腰痛だけでなく、体全体に影響を与えます。

症状を抑えること、痛みを消すことばかりを追いかけないで、本来の治癒とはどういうことなのか、もう１度考え直してみてください。

痛みや症状に対して、もっともっと「自然治癒力」を活用しましょう。

## 01 骨盤のズレが全身を不調にする

腰痛の原因は骨盤のズレでした。骨盤がズレることで骨と骨の間が狭まり、神経に触れたり、圧迫することで腰に痛みが走っていました。

でも、「**実は骨と骨の間から張り巡らされている神経は、腰だけではなく全身につながっています**」。そのため、骨盤のズレによる痛みや不調は腰にとどまらず、全身におよぶことがあります。

そう聞くと、怖いな、嫌だなと思うかもしれませんが、逆に考えてみてください。これ

☑ 骨盤は、仙骨、寛骨、尾骨の総称

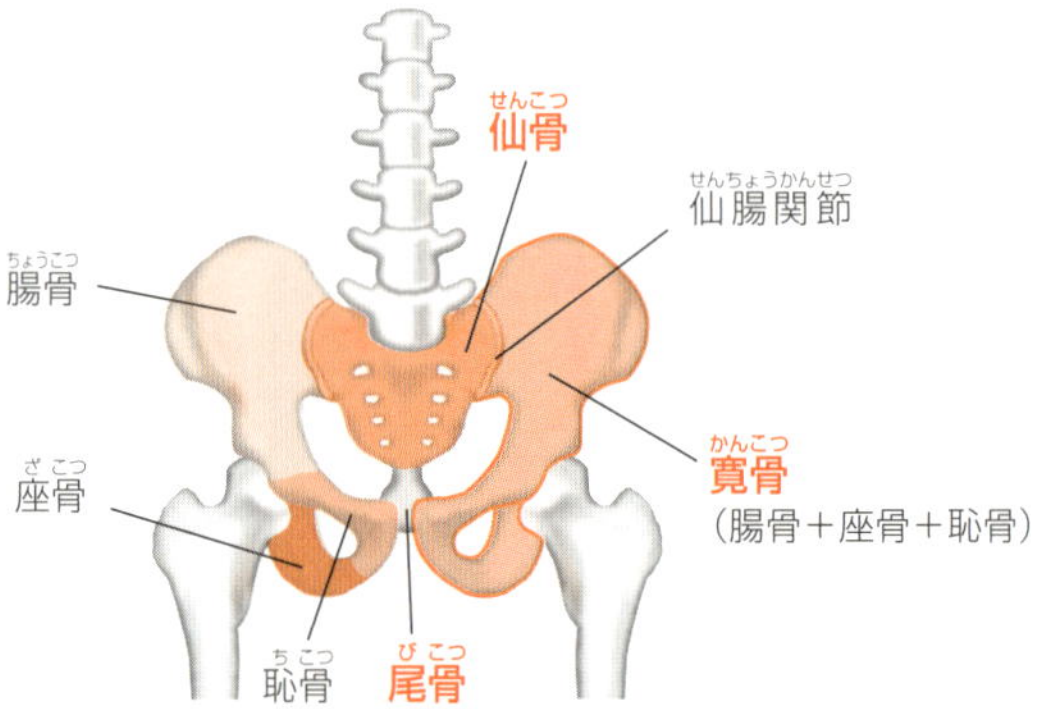

は、「**骨盤のズレさえ治せば、腰痛だけでなく、そのほかの体の不調も一緒に改善できる**」ということなのです。

では、その骨盤のズレを治すにはどうしたらいいのでしょうか？　答えは、骨盤の中心に位置する骨、仙骨のゆがみを取れば解決します。

## 02 仙骨は操り人形の操作板と同じ

仙骨から脊椎に向かって、たくさんの筋繊維が張り巡らされています。

私たちの体の動きは、この筋線維がコントロールしています。主な筋線維は棘筋《きょくきん》、最長筋《さいちょうきん》、腸肋筋《ちょうろくきん》などです。

筋線維が体をコントロールする様子は、ちょうど操り人形のようです。

☑ 仙骨から張り巡らされている主な筋線維

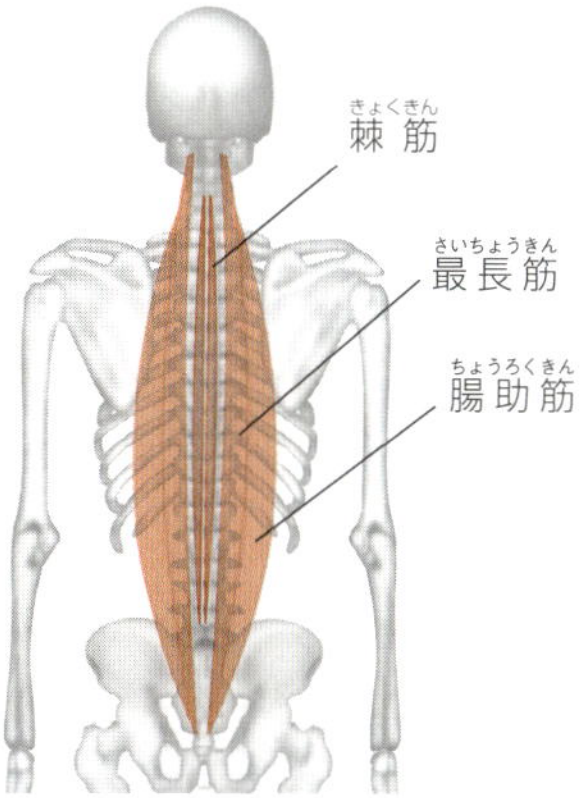

先ほどの図を逆さまにしてみましょう。実際の操り人形とは上下が逆転してしまいますが、考え方としては「**仙骨が操り人形の操作板**」になります。

操作板が正常だと、人形の形も正常です。ところが、操作板の形が変わると、人形の形も変わってしまいます。これは、人の体でも同様です。「**仙骨が正常なら、体をまっすぐに保てます**」。つまり体調を良好に保てますが、仙骨の位置がゆがんでしまうと背骨の並び方も異常になり、体のあちこちに不調が出てきてしま

## ☑仙骨が体をコントロールする様子

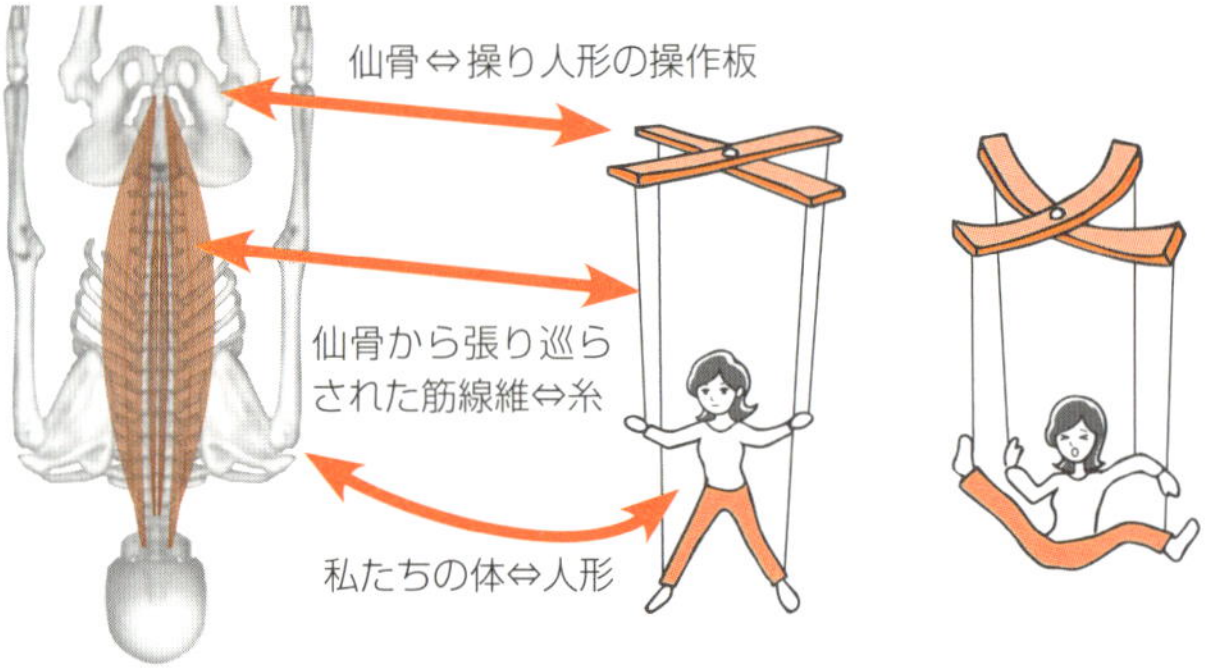


操作板が正常なら、人形の形も正常

操作板がぐちゃぐちゃになったら、人形の形も変わってしまう

います。この不調は年齢に関係なく、誰にでも起こる可能性があるのです。

## 03 仙骨がすべてをコントロールしている

仙骨は上半身を支える土台です。そのため仙骨にズレがあると、仙骨に支えられている脊椎にもズレが生じてしまいます。

すると、椎骨と椎骨の間隔が狭くなるところが出てきて、骨の間を通る神経が圧迫されます。

これが腰痛の原因となるわけですが、実は「腰痛」という症状は、ズレによって起こるひとつの症状にすぎません。

神経は腰だけでなく、内臓や手足にもつながっているので、「**骨のズレによって圧迫されたり、刺激される神経によっては腰以外のさまざまな場所に不調や痛みを生じる**」ことがあります。

ここで、ある患者さんのお話をしたいと思います。

腰痛の治療に来た患者さんで、「咳が出る」と訴える人がいました。診てみると仙骨と頸椎にズレがあったので、そのズレを治しました。すると、腰痛も咳も治まったのです。

実は、頸椎からは気管支へつながる神経が出ているのです。つまり、この患者さんの咳は、頸椎のズレが気管支への神経を圧迫したせいで起こっていたのです。

これはほんの一例です。たとえば、手足へ伸びている神経が

仙骨のズレからいろいろな場所に不調や痛みを生じる

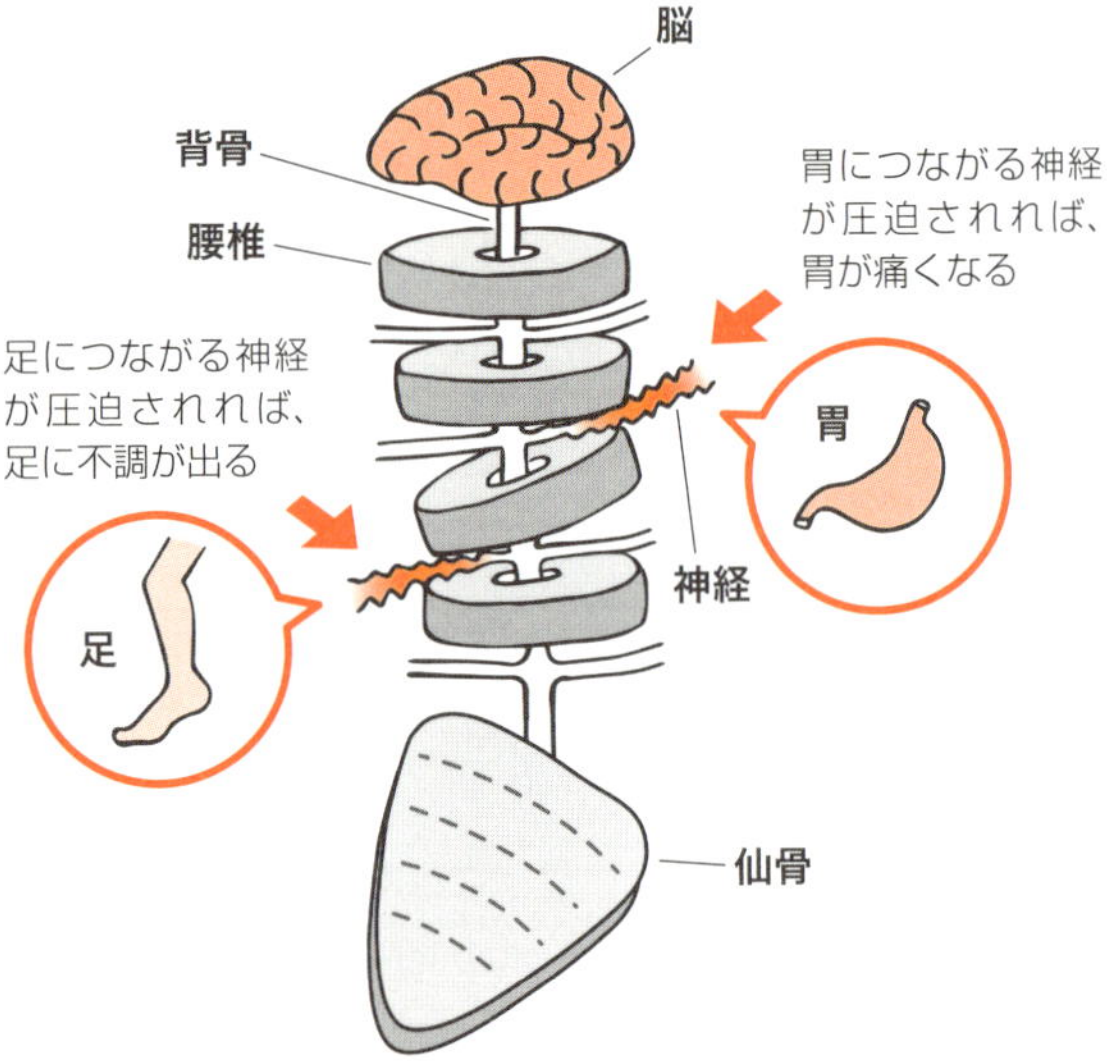

圧迫されたら、手足に痛みやしびれが出ますし、心臓へつながる神経が圧迫されたら不整脈が出ることもあります。

多くの人は、こうした不調を薬で治そうとします。

ところが、「**仙骨という土台を治し、その上に連なっている脊椎のズレを治せば、脊髄神経や自律神経への圧迫や刺激がなくなります。すべての神経の働きがよくなるので、腰痛のみではなく、ほかの不調をも、薬の力に頼らずに改善することができる**」のです。

## 04 骨のズレをつくらないことが予防医学につながる

腰痛などの体の不調は、薬ですべて治せると思っていませんか？

もし薬に、体調不良を完璧に治す力があるのなら、痛み止めを飲んだり、湿布を腰に貼ったら症状はすっかりよくなるはずです。でも実際にそんなことはありません。

では、どうして薬だけでは体の不調が完璧に治らないのでしょうか。

それは、「**痛みや傷などの不調を真に癒してくれるのは、私たちの体が本来持っている力のおかげ**」だからです。

人間は受精して約280日（出産までの期間）で、自分の体を治す力をつくっています。これを「**自然治癒力**」といいます。自然治癒力は、脳が〝治せ〟という命令を出し、それが神経へ、そして体の各部分に伝わることで発揮されます。

神経はいわば、〝治せ〟という命令を全身に伝えるための通り道というわけです。では、神経はどこを通っているのでしょうか。もうおわかりですよね。これまで繰り返しお話ししてきたとおり、骨と骨の間を通っています。

ところが、「**骨がズレると神経は圧迫されます。すると、脳から神経へ、そして全身への〝治せ〟という命令がスムーズに伝わらなくなり、自然治癒力の働きは当然悪くなります**」。

では、自然治癒力を発揮させるにはどうすればいいのでしょうか。

この答えも、もうおわかりですね。骨のズレを治すことです。「**骨のズレを治し、神経の流れをスムーズにすれば、〝治せ〟という命令が全身に行き届くので、自然治癒力が高まります**」。

つまり、骨のズレを治し、神経の流れを強化して、自然治癒力を最大限に働かせると、腰痛のみならず、全身の不調が改善されて、常に健康状態でいることができるというわけです。

「**骨のズレを治すということは、最高の予防医学**」なのです。

だから、あなたが腰痛を本気で治したいのなら、「またぎっくり腰になっちゃった」ということを今後起こらないようにしたいのなら、骨のズレを治してください。そして、あなたが生まれながらに持っている自然治癒力を最大限に発揮させるために、神経がスムーズに情報を伝えられるようにしてください。

## 骨のズレを治しただけでは完治しない

ただし、ここでひとつ注意すべきことがあります。それは、骨のズレを見つけて、ただズレを治すだけではダメだということです。

**「なぜ骨盤がズレたのかまでを考えること、しっかり原因を追及することこそが、真の健康を手に入れるポイント」**となります。

骨のズレの原因を突き止めて、そのズレが今後2度と起こらないようにすること。それこそが最高の予防医療、真の健康を手に入れるということになります。2度とその症状が出なくなってはじめて、完治したといえるのです。

## 05

# 腰痛は点で治す

## 腰痛は、大まかに軽症、中等症、重症に分けられる

軽症と中等症は、第1章（45頁）でご紹介した85％の原因不明の腰痛にあたります。

軽症の場合は、生活習慣の見直し（第3章：86頁）とストレッチ（第4章：102頁〜）により、自分の力で改善することができます。

中等症の場合には、これにプラスしてトレーニング（第5章：136頁〜）にも取り組んでみてください。

重症になってくると、中には自分の力で対処するのが難しいケースも出てきます。それは、仙骨が「点」でズレている場合です。

## 体の土台、仙骨はこうしてズレる

仙骨は前後左右に「傾き」がズレる場合と、仙骨そのものの面が山のように盛り上がる「点」でズレる2つのケースがあります。

仙骨の「**傾きによるズレは、〝生活習慣の改善〟〝ストレッチ〟〝トレーニング〟により、自分の力で整えることができますが、点のズレは自分の努力で調整するのが難しい**」のです。

仙骨の「点によるズレ」だけは、専門家の手を使って整える必要があります。そうすれば、操り人形が正しい姿勢になれるように、あなたの骨格も整っていきます。

現在行われている治療の多くは仙骨の「傾き」を整える方法ですが、実は「点」のズレまで見て、徹底的に仙骨を整えることがとても大切です。もし、本書の内容を実践しても腰痛が残ってしまう場合は、仙骨の「点」によるズレが残っていて、そこを正しい位置に戻す必要があるかもしれません。そのときは、専門家の力を借りてください。

**「仙骨という土台を、傾きと点の両方から見て、細かくきちんと整えることが真の健康につながる」**のです。

## 06 仙骨のズレの見つけ方と痛みの取り方

仙骨が土台であり、大切だということは理解していただけたと思

☑仙骨の「傾きによるズレ」と「点のズレ」

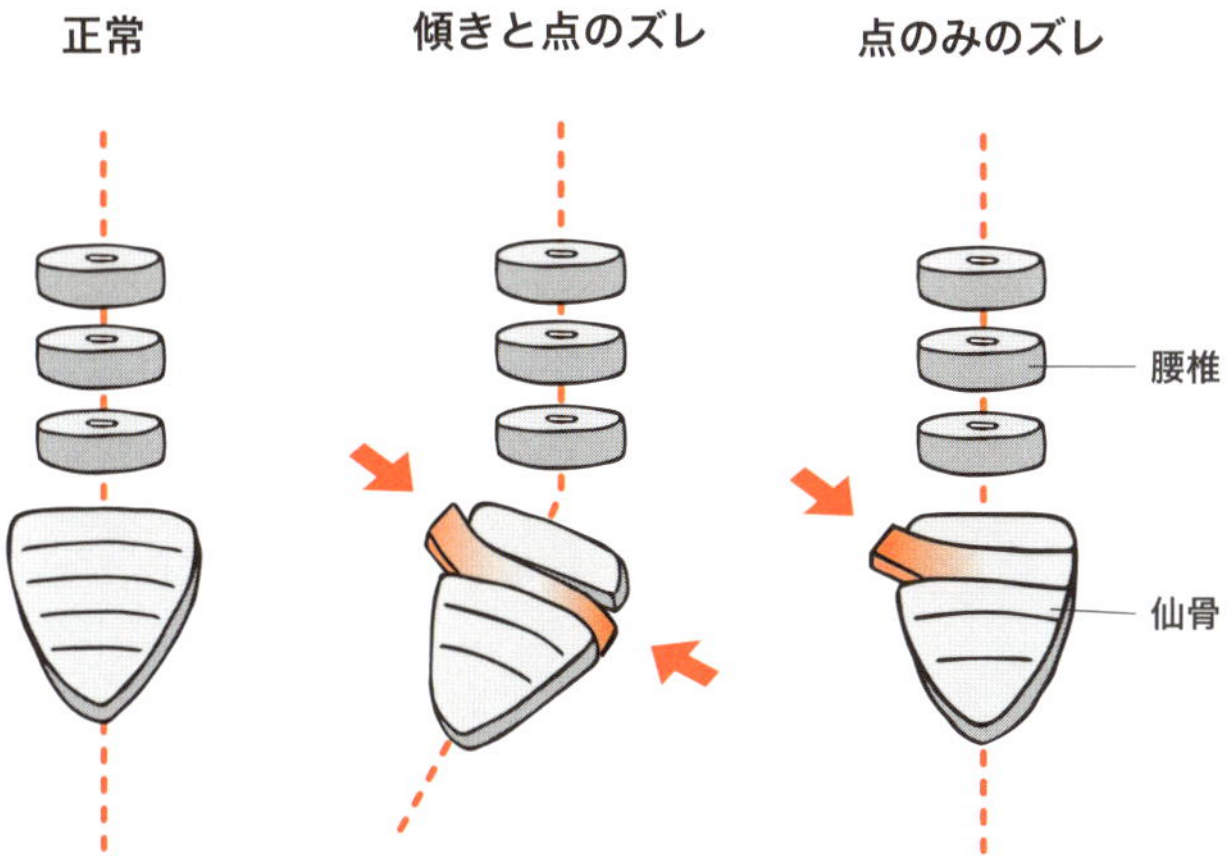

います。

では、どうしたら仙骨がズレているということに気がつくのでしょうか？

**「腰痛、つまり腰に痛みを感じたら、仙骨のゆがみだと疑ってください」**。

まず、**「仙骨がズレると、大臀筋や中臀筋に硬いしこりのような、筋肉の硬い部分ができる」**ので、お尻や腰のあたりを次の3つの方法で確認します。

次の3つの方法で硬かったり痛かったりする部分を押すときは、**「押しながら腰を前屈、後屈、側屈してください」**。つまり、動かしながら押すようにしてください。

硬かったり痛かったり、違和感を感じた部分を、腰を動かしながら押すことで、仙骨のゆがみは矯正され、痛みは緩和されていきます。

## 筋肉の硬い部分の探し方と対処方法

**❶ うつ伏せになって、図の●●●の部分を触ってみて硬いとか、押してみて痛みを感じる部分があるか確認する**

⇓硬い部分、痛みを感じる部分があれば、腰を動かしながら自分で押す

②第４章で紹介しているストレッチをしたときに、図の●●●の部分で痛みや違和感を感じる部分があるか確認する

⇓痛みや違和感を感じる部分があれば、腰を動かしながら自分で押す

③第５章で紹介しているトレーニングをしたときに、図の●●●の部分で痛みや違和

☑筋肉の硬い部分の確認のしかた

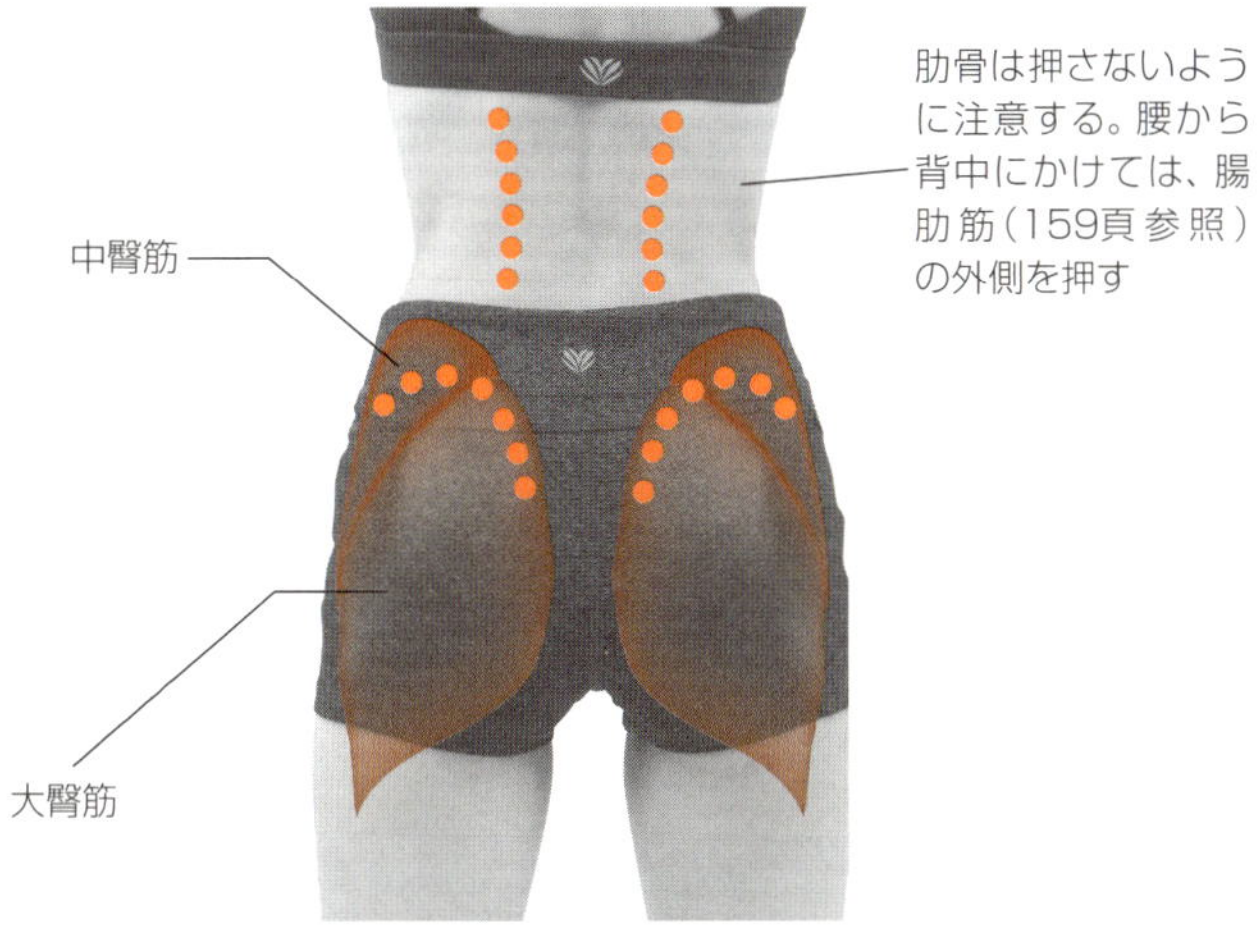
肋骨は押さないように注意する。腰から背中にかけては、腸肋筋（159頁参照）の外側を押す
中臀筋
大臀筋

**感を感じる部分があるか確認する**
**⇓ 痛みや違和感を感じる部分があれば、腰を動かしながら自分で押す**

そのあと、第4章のストレッチをできるだけやってみましょう。筋肉や筋をしっかり伸ばすことが大切です。

そして、第5章のトレーニングで、その部分の筋力をアップしてください。筋トレのあとは、その部分の筋肉に負荷をかけたことになるので、必ずストレッチをして、翌日に疲れを残さないようにします。

このように、ストレッチや筋トレを繰り返していくことで、弱かった筋力も強くなり、少しの負荷では壊れない体に変わっていきます。継続することで、個人差はありますが、劇的に筋力がしっかりしてくるので、筋力の左右差がなくなります。そうすると、仙骨もズレにくくなります。

## 07 生活習慣を見直すことが、腰痛のない人生への第一歩

ストレッチや筋トレを続けていくと、普段の生活習慣でも、「そういえば、以前は座ってすぐに足を組みたくなったけど、それがなくなった」といったような変化に気づくようになります。これは、体の左右差がなくなり、バランスが良くなってきたからです。**「座るとすぐに足を組みたくなる人は、仙骨のズレであったり、筋力の左右差が理由」**なのです。

さらに第３章でお話しした生活習慣に気をつけていけば、**「腰痛が再発しない、楽しい人生」**をすごすのも夢ではありません。

# おわりに

「人の役に立ち、喜ばれる仕事がしたい」

私は小学校4年生のときにそう志を立てました。そして中学2年生のとき、理想の仕事と出会いました。

今でも忘れません。

きっかけは、指をケガして整骨院で治療をしてもらったときのことです。待合室で順番を待っていると、治療を終えたおばあさんが「あ〜、よかった。これでまた、痛みなくすごすことができる」と言いながら、カーテンの向こうから出てきました。そのおばあさんは、満足そうでうれしそうで、何ともいえない、いい笑顔を浮かべていました。

あの表情と言葉に出会ったとき、私は「将来やりたい仕事はこれだ」と思いました。そして、柔道整復師になることを決意したのです。

少年時代のあの日の決意をかなえ、自分の治療院を持ち、骨のズレと向きあい続けてきた30年。多くの患者さんとの出会いを通して思うことは、「**検査値に異常はなくても感じる痛み、つまり、医学から取りこぼされてしまった痛みに悩み、つらい思いをしている人を助けたい**」ということです。

「**骨盤を整え、ズレをなくせば、さまざまな検査では見つけられず、病名がつかなかった腰痛の多くを改善することができます**」。そして、その方法は決して難しいものではありません。誰にでもできる簡単なことです。

それは、「**姿勢をまっすぐに保つこと**」。たったそれだけです。

ぜひ、本書を通してズレのない体と、痛みのない生活を手に入れてください。この本に書かれていることの何かが、あなたの痛みのない生活のために役立てたら、これ以上うれしいことはありません。

最後に、ソーテック社編集部部長の福田清峰さん、モデルの引地裕美さん、イラストレーターの佐とうわこさん、デザイナーの植竹裕さん、ライターの高垣育さんに、心より御礼申しあげます。

大泉さくら整骨院 院長　鈴　木　　勇

Model Yuumi Hikichi
Illustration Wako Sato
Writing Iku Takagaki
Cover Design Yutaka Uetake
Cover Photo tomwang / PIXTA
Cooperation Akihito Matsuo

**自分《じぶん》で治《なお》せる！　腰痛《ようつう》を治《なお》す教科書《きょうかしょ》**

2017年12月31日　初版第1刷発行
2019年5月30日　初版第2刷発行

著　者　鈴木　勇
発行人　柳澤淳一
編集人　福田清峰
発行所　株式会社ソーテック社
〒102-0072
東京都千代田区飯田橋4-9-5　スギタビル4F
TEL：注文専用 03-3262-5320
FAX：03-3262-5326

印刷所　図書印刷株式会社


ISBN978-4-8007-3010-7